Heike Melzer

Versteckte Köder

Die Macht der Belohnungsreize und wie wir uns davon befreien

Hanser

1. Auflage 2024

ISBN 978-3-446-27969-8

Illustrationen: Götz Rohloff – Die Buchmacher, Köln
Umschlag: Anzinger & Rasp, München
Motiv: © finwal89/Adobe Stock
Satz: Satz für Satz, Wangen im Allgäu
Druck und Bindung: GGP Media GmbH, Pößneck
Printed in Germany

MIX
Papier | Fördert gute Waldnutzung
FSC® C014496

Inhalt

Einleitung – Die schöne neue Welt der Belohnung

Fressen und gefressen werden

Während meiner Kindheit in den 70er-Jahren begleitete ich meinen Vater an lauen Sommertagen oftmals zum Angeln. Unter Schatten spendenden Bäumen liegend, versuchte ich mir mit Comics die Langeweile zu vertreiben, während mein passionierter Anglervater gespannt seinem Hobby nachging. Mit wachsamem Blick verharrte er stundenlang bewegungslos an einem See, Fluss oder am Meer, bis ein ahnungsloser Fisch, angelockt von seinen verlockend blinkenden Kunst- oder wohlriechenden Naturködern, an den Haken ging. Eine kleine Unachtsamkeit seines evolutionär antrainierten Reiz-Reflex-Musters hatte fatale Folgen für den armen Fisch. So schwamm er wenig später nicht mit vollem Magen im kühlen Nass des Sees, sondern landete auf Dill, Butter und Zitrone drapiert und in Silberpapier gehüllt im Backofen meiner Mutter. In der kalten Jahreszeit wechselte das Hobby meines Vaters vom Angeln zu Preisskatturnieren, die er regelmäßig mit Freunden an Wochenenden zelebrierte. Zur damaligen Zeit waren die »attraktiven« Preise der Turniere noch fette Gänse, Bratenstücke oder ganze Kotelettstränge, um die abendelang in geselliger Runde gezockt wurde. Da mein Vater beim Skat, im Gegensatz zu seinen versoffenen Spielerkameraden, nüchtern blieb, kam er nicht selten mit dem Hauptgewinn nach Hause.

Der Keller meiner Kindheit war bis unter die Decke mit eingewecktem Obst, haltbar gemachtem Gemüse und weiteren Vorräten in zwei bis oben befüllten großen Gefriertruhen bestückt. Auf dem Land lebend, waren wir als biologische Vollversorger weitestgehend autark und hätten einer Krisensituation über lange Zeit hinweg trotzen können. Als Kind war dies meine Normalität. Aus heutiger Perspektive verstehe ich besser, welche Rolle dabei die einschneidenden Erfahrungen meines Vaters als Jugendlicher im Zweiten Weltkrieg und seine Vertreibung aus Schlesien gespielt haben müssen. Über viele Monate war der Hunger damals sein treuer Begleiter gewesen. Die lebensrettende und übel schmeckende Brennnesselsuppe als einzige warme Hauptmahlzeit auf der Flucht hatte er selbst Jahrzehnte nach Kriegsende noch vor Augen. Als Flüchtling dem Hungertod entronnen, hortete er die kalorischen Notfallreserven nicht nur in der Vorratskammer, sondern sukzessive auch am eigenen Körper. Aus der Mangelperspektive eines fast Verhungerten war sein Leibgericht Eisbein samt Fett mit Sauerkraut und Kartoffeln der ultimative nutritive Jackpot. Leider waren die Folgen langfristiger Natur eher unschön: Übergewicht, Diabetes Mellitus Typ 2, Bluthochdruck und Hypercholesterinämie stellten sich über die Jahre ein. Letztendlich starb mein Vater im Alter von gerade mal 69 Jahren an den Folgen seines Essens auf Vorrat. Er teilte damit tragischerweise das Schicksal der Fische, die einst, unwiderstehlich von seinem blinkenden Köder angezogen, glaubten, den Fang ihres Lebens zu machen. Beide übersahen am Ende den »Haken« an der Geschichte, der sie im Rausch der Belohnungserwartung selbst zu Opfern werden ließ.

Die Leidenschaft fürs Angeln hat sich auf den ersten Blick anscheinend weder genetisch noch durch unfreiwilliges Modelllernen von meinem Vater auf mich übertragen. Ich mag Tiere sehr gerne, nicht nur meinen kleinen Malteser-Hund, sondern auch die Fische im Wasser, die ich tagtäglich bei meinem morgendlichen Rundgang im Park beobachte und fast schon namentlich grüßen kann. Allein die Vorstellung, dass ein Fisch auf der Suche nach Futter instinktiv auf meine trickreiche Köderfalle reinfällt, verdirbt mir sofort den Appetit auf den Fang des Tages. Noch schlimmer ist für mich die Vorstellung, den Fisch mit meinem Haken im Maul an der Angelschnur lebendig und zappelnd an die Wasseroberfläche zu befördern, um ihn wenig später bewusstlos zu schlagen, aufzuschlitzen, auszunehmen und zu verspeisen. Intuitiv würde ich den an der Luft um sein Leben kämpfenden Fisch sofort vom Haken befreien, um ihn schnellstmöglich zurück ins lebensrettende Nass des Wassers gleiten zu lassen. Meine Hoffnung dabei wäre, dass seine Wunde schnell heilen und er zukünftig aus seinen Fehlern lernen würde. Fische sind reflektorisch leider an Schlüsselreize gebunden. Dies unterscheidet sie von Menschen, das sollte man zumindest meinen. Der passende Köder am richtigen Ort mit der auf den Fisch abgestimmten optimalen Farbe, Beschaffenheit und dem passenden Bewegungsimpuls lockt sie treffsicher in die ausgelegte Falle. Dieses Wissen nutzen Angler, deren Kühltaschen sich wie bei »Tischlein deck dich« immer wieder aufs Neue füllen, sobald sie ihre Köder ins Wasser werfen.

Inverses Angeln als Berufung

Die alten kaputten Angeln und die verstaubten bunt schillernden Köder meines Vaters entdeckte ich vor Kurzem bei der Entrümpelung meines Elternhauses in einer der hintersten Ecken des Kellers. Als vorwiegend vegetarisch lebende und auf das Tierwohl achtende Konsumentin fehlten mir die kulinarischen Anreize, um mich in sentimentaler Erinnerung an längst vergangene Zeiten noch einmal dem Hobby meines Vaters persönlich zu widmen. Und so fanden die alten Fundstücke wenig später ihre letzte Ruhestätte bei der Abfallentsorgung meiner norddeutschen Heimatstadt. Damit hätte das Kapitel über das Hobby meines Vaters ein jähes Ende nehmen können, wäre da nicht ein Erlebnis, welches mich erkennen ließ, dass ich heute die Geschichte meines Vaters tagtäglich in meiner Praxis fortschreibe, wenn auch auf eine völlig andere Art und Weise als ursprünglich gedacht.

Mein Déjà-vu ereilte mich an einem wunderbaren Sommertag frühmorgens am nördlichsten Zipfel Deutschlands, dem Ellenbogen auf Sylt. Ich wanderte am Strand entlang und hielt Ausschau nach bunten Glasscherben und Bernsteinen im Spülsaum. Mit den Brandungswellen in den Ohren, der Weite des Meeres und der Dünenlandschaft vor Augen, dem Geruch von Salzwasser in der Nase und dem wunderbar massierenden Wind auf der Haut kann ich von einem kompakten Alltag hervorragend abschalten. An besagtem Tag begegnete ich einem Brandungsangler, der eine Makrele nach der anderen aus dem Wasser zog. Ich schaute eine Weile fasziniert zu. In mir regte sich sogleich das wohlvertraute Gefühl von Mitleid mit den Fischen und der Wunsch, ihnen helfen zu wollen. Kurz darauf kam ich zu der Erkenntnis, dass mein Wunsch bereits in Erfüllung gegangen war, wenn auch mit einer mir bisher unbewussten und dennoch interessanten Eigendynamik: Es gibt bekanntlich Menschen, die machen ihr Hobby zum Beruf. Ich habe das Hobby meines Vaters invers zu meiner Berufung gemacht. Invers deshalb, da ich mich der Trilogie »Angel, Köder, Haken« nicht vonseiten der Angler, sondern vonseiten der Fische, also der Geköderten, annähere. Am Haken hängend und vorgeführt, sind sie meistens kleinlaut oder gänzlich verstummt. Sie brauchen Lobbyisten wie mich, die ihnen eine laute Stimme verleihen und von ihrem Schicksal erzählen, damit die versteckten Haken hinter den Ködern nicht noch mehr Schaden anrichten. Ein Schaden auf Kosten all derjenigen, die ahnungslos beherzt zubeißen, und zum Gewinn derjenigen, die mit immer intelligenteren Ködern und raffinierteren Haken damit hohe Margen einfahren.

Selbstverständlich stehe ich als Neurologin und ärztliche Psychotherapeutin nicht mit der Angel in der Hand an Flüssen und Seen, um zu fischen. Ich sitze in meiner Praxis im Herzen Münchens und einige Monate im Jahr auch auf Sylt. Zu mir kommen Hilfesuchende oftmals erst dann, wenn ihnen das Wasser bereits bis zum Halse steht. In aufrechtem Gang und menschlicher Gestalt rennen sie oder ihre Angehörigen mir geradezu die Türe ein. Am liebsten würden die Betroffenen vor ihren Problemen einfach abtauchen, aber dazu fehlen ihnen die Kiemen und Flossen der Fische, denen sie auf beängstigende Art und Weise in ihren instinktiv triebhaft enthemmten Verhaltensweisen ähneln. Meine Aufgabe als Ärztin ist es dann, die angeköderten Opfer so schnell wie möglich vom Haken zu nehmen, um im Anschluss ihre Wunden zu versorgen. Ich spreche hier nicht nur von den oberflächlichen Verletzungen, sondern auch den unsichtbaren Wunden, die in der Tiefe liegend dem ungeübten Blick verborgen bleiben. Nur wenn diese versorgt werden, kann Heilung nachhaltig gelingen. Aber worum geht es bei meinen Patienten genau?

Angeködert und vorgeführt

Die meisten der bei mir Hilfe suchenden Patienten und Klienten berichten, dass ihr Problem mit einem harmlosen Köder vor vielen Jahren einmal begann: dem lieb gewonnenen süßen oder herzhaften Snack für zwischendurch, dem unterhaltsamen Konsum von kurzen Wissenshäppchen oder Unterhaltungsvideos »to go«, der abendlich ritualisierten Jagd nach Schnäppchen des bekannten Designer-Labels, dem ständigen Checken von Likes nach einem Post in sozialen Medien, dem Erreichen des nächsten Spiellevels, in dem sich auch Verlierer wie Gewinner fühlen, dem Endlos-Scrollen, -Posten, -Teilen und -Kommentieren auf sozialen Medien bei Langeweile, dem Porno für orgastische Freuden, der einen völlig ohne Partner von null auf hundert in wenigen Minuten mit autonomer Lust versorgt. Sie wissen schon, wovon hier die Rede ist, wenn ich von den uns allen bestens bekannten kurzweiligen Versuchungen heutiger Zeiten spreche, die uns in unendlicher Vielfalt rund um die Uhr zur Verfügung stehen und uns umwerben. Sie versorgen uns mit guten Gefühlen und lassen uns jederzeit unsere Alltagssorgen vergessen. Das anfängliche Freifahrtticket aus Leichtigkeit, Belohnung und Sorgenfreiheit verändert sich leider mit der Zeit, denn Genuss ist eine begrenzte Ressource, die sich nicht unendlich steigern lässt. Bemerkbar ist dies durch ein Nachlassen der Ansprechbarkeit auf altbekannte Reize. So erscheint uns das heiß geliebte neue Lieblingslied nach dem hundertsten Abspielen weniger attraktiv als zu Beginn, ein 08/15-Porno bringt uns kaum noch in Versuchung, und das fünfzigste Paar Schuhe des favorisierten Designers findet nach dem Auspacken kaum noch Beachtung. Es müssen immer größere und vor allen Dingen ständig neue Belohnungsreize her, damit der erwartete Belohnungs-Flash, wie zu Beginn, erlebt werden kann. Im Schatten der größer werdenden Belohnungsköder nimmt auch die Größe der hinter ihnen versteckten Haken zu. Kleinen Haken kann man noch leicht entkommen, dies gelingt bei großen Haken kaum noch. Ähnlich den geköderten Fischen befinden wir uns am Ende auf einer unfreiwilligen Fahrt mit hoher Geschwindigkeit, deren Richtung wir kaum noch zu beeinflussen vermögen, auch wenn uns die unmittelbaren Nebenwirkungen von Belohnungsreizen tagtäglich vor Augen geführt werden.

Auf unfreiwilliger evolutionärer Rückreise vom Menschen zum Tier

Im Vergleich zum Tierreich sind wir Menschen triebreduzierte Wesen. Wir verfügen über wesentlich höhere kognitive Funktionen, die vorwiegend regulativ-hemmend auf evolutionär ältere triebhafte Gehirngebiete wirken, in denen Emotionen, Triebe und Belohnung eine Rolle spielen. Dadurch gelingen dem Menschen Belohnungsaufschub, Impulskontrolle und Emotionsregulation im Vergleich zum Tier deutlich besser. Mit einem Diätkonzept im Kopf schaffen wir es, unsere antrainierten gustatorischen Routinen zu durchbrechen, auch wenn der wohlige Duft frischen Gebäcks beim Bäcker unseres Vertrauens unser Riechepithel in einen Ausnahmezustand der Verzückung versetzt. Diese Fähigkeit unterscheidet uns von dem allseits fressbereiten Hund, der den Inhalt seines Fressnapfes sofortig verschlingt und nur bei Krankheit mal ein Leckerli verschmäht. Im Zoo belächeln wir die kopulationsfreudigen Bonobo-Affen beim Gruppensex, während es uns in der Regel gelingt, an uns zu halten, auch wenn uns das Gegenüber »very hot« erscheint. Je nach Trainingszustand und Fokussierungsfähigkeit können Gelüste kurzfristiger Natur unterdrückt und gegen mittel- oder langfristige Ziele eingetauscht werden. Unser Wille hält unsere Triebe im Normalfall in Schach und verhindert deren Wildwuchs, um uns ein komplexes soziales Miteinander zu ermöglichen.

Einige meiner Hilfesuchenden, die in zwanghaften und abhängigen Verhaltensweisen gefangen sind, scheinen sich allerdings auf einer unfreiwilligen evolutionären Rückreise zu befinden, in der ihre Triebe stark und ihre Steuerungsfähigkeit schwach werden. Kein Wunder, denn heute bekommen die Triebe mächtig Aufwind in einer Welt immer stärker werdender und rund um die Uhr zur Verfügung stehender Belohnungsreize der

Superlative. Gleichzeitig fragmentiert unsere Aufmerksamkeit immer weiter. Zu oft reduziert sie sich auf die Sequenzlänge von TikTok-Videos oder vorverdauten Info-Häppchen, die für den einfachen Konsum gedacht sind und einem das Selberdenken ersparen. Dadurch kommen die evolutionär neueren, steuernden und vorwiegend hemmenden Gehirnstrukturen ihrer Aufsichts- und Kontrollfunktion nicht mehr ausreichend nach. Kein Wunder, dass es immer mehr Menschen schwerfällt, komplexe Texte oder gar Bücher von Anfang bis Ende zu lesen und sie zu verstehen. Immer häufiger gehen Menschen den Weg der Abkürzung, wie zum Beispiel auf Blinkist, einer App, in der Buchinhalte, von zumeist jungen Content-Erstellern vorverdaut und eingedampft auf wenige Minuten, dem Hörer zur Verfügung gestellt werden. Die Leser haben zwar am Ende den Eindruck, dass sie dadurch wertvolle Zeit einsparen, da sie den langen Weg des mühsamen Lesens und Erfassens nicht mehr zu gehen brauchen – quasi »Wissen to go« eines gesamten Buches konzentriert auf das Hörerlebnis auf dem kurzen Weg zur Arbeit in gerade mal 15 Minuten. Oftmals sind die Inhalte der Bücher aber so stark eingedampft und teilweise nicht korrekt und hochgradig selektiv wiedergegeben, dass am Ende außer einem Gefühl, etwas zu wissen, nichts an Tiefe übrig bleibt. Das braucht es aber, um einen Text vollumfänglich zu verstehen und nachhaltig im Gedächtnis zu verankern.

Die Autonomisierung der Triebe auf der einen Seite bei gleichzeitiger Schwächung hemmender Kontrollinstanzen auf der anderen Seite kann dazu führen, dass die Steuerung nicht mehr so recht gelingen will. Diese Steuerung benötigen wir jedoch, um nicht in eine Belohnungsfalle zu geraten, aus der man sich mit der Zeit immer schwerer befreien kann. Über repetitive Reiz-Reaktions-Zyklen bahnt sie sich ihren Weg in unser Leben. Sie transformiert über die Zeit hinweg bewusste Entscheidung in unbewusstes Verlangen, das nur schwerlich zu stoppen ist.

Die sich im Hintergrund verselbstständigenden, vormals lustvollen Gewohnheiten orchestrieren mit der Zeit unser Denken, Fühlen und Handeln, sodass Selbstwirksamkeit und Belohnungsaufschub zunehmend nicht mehr gelingen wollen. Die hedonistisch geprägten Konsumenten hängen auf ihrer steten Suche nach Genuss und Glück am Haken der Profiteure, die aus deren Lebenszeit, Daten und enthemmtem Konsumverhalten Profit zu schlagen versuchen.

Die Gewinner dieser Entwicklung verstehen es mittlerweile hervorragend, den Geheimcode des archaisch geprägten Belohnungssystems im Gehirn ihrer potenziellen Kunden zu knacken. Profiteure setzen dabei ihre Werkzeuge geschickt ein und bedienen sich recht häufig aus der Trickkiste der vergleichenden Verhaltensbiologie. So simuliert der Bewegungsreiz auf Reels in sozialen Medien die geschickte Wurmbewegung beim Angeln. Beide ziehen die Aufmerksamkeit ihrer Targets an. Einmal angebissen, wird deren Verhalten individuell so analysiert, dass nur noch für den Konsumenten ideal angepasste Leckerbissen im Default-Modus serviert werden. Wie schwer es ist, beim Scrollen von einem spannenden Video zum nächsten innezuhalten, weiß wohl jeder von uns. Aber nicht nur wertvolle Zeit geht im Endlos-Unterhaltungs-Modus verloren, sondern vorhandenes Gedankengut wird so adaptiv weiter domestiziert, oft auch in extreme Richtungen, welches sich später nur schwer wieder korrigieren lässt.

Die Verlierer dieser Entwicklung sehe ich tagtäglich in meiner Praxis. Wie ein nimmersattes Krümelmonster greifen sie überall dort zu, wo Belohnungsreize zeitnah in Aussicht gestellt werden. Sie sind ruhe- und rastlos und immer ausgehungert auf der Suche nach neuen und stärkeren Belohnungsreizen. Dabei werden sie tragischerweise nie nachhaltig satt und zufrieden. Mit einem verführerischen Versprechen auf unbegrenzten Genuss geködert und der Möhre des nächsten Belohnungsversprechens vor Augen, verlieren sie über die Zeit hinweg den Überblick über ihren Konsum. Einst angetreten mit dem Ziel, Freiheit und Genuss zu erlangen, endet die jahrelange Reise hedonistischer Umtriebigkeit immer öfter in den Untiefen von Abstumpfung und der Enge zwanghafter oder abhängiger Verhaltensweisen des Überkonsums. Bis zum Endstadium des Kontrollverlustes und den daraus entstehenden gravierenden Kollateralschäden bedarf es Jahre bis Jahrzehnte der Entwicklung.

Zunahme von zwanghaften und abhängigen Verhaltensweisen sowie AD(H)S

Durch meine praktische klinische Tätigkeit während der letzten 25 Jahre bin ich zur Expertin für zwanghafte und abhängige Verhaltensweisen auf der einen Seite und für Aufmerksamkeitsdefizit-Hyperaktivitätsstörung (ADHS) auf der anderen geworden. Beiden Erkrankungen gemein ist, dass es sich hier um recht neuartige Krankheitsbilder handelt, die selbst ausgewiesene Experten noch nicht in Gänze verstehen. Bei beiden Erkrankungen spielt der Botenstoff Dopamin eine zentrale Rolle, und beide Krankheiten sind miteinander unheilvoll verwoben, wie wir sehen werden. Beide Krankheitsbilder haben viele Skeptiker, welche die Existenz dieser Erkrankungen bestreiten, obwohl sie beide mittlerweile fester Bestandteil der »Internationalen statistischen Klassifikation der Krankheiten und verwandter Gesundheitsprobleme« (ICD) der Weltgesundheitsorganisation (WHO) sind. Das »Hyperkinetische Syndrom des Kindesalters« wurde 1978 (ICD-9) eingeführt und 1992 durch die Diagnose im Erwachsenenalter ergänzt. Erst 2011 erfolgte die erste medikamentöse Zulassung für den adulten Bereich in Deutschland. Davor war ADHS ein klassisches Feld für Kinder- und Jugendpsychotherapeuten. Heute komme ich in der Diagnostik und Therapie von Erwachsenen kaum noch nach, die hilferingend auf der Suche nach Therapeuten feststellen, dass Wartezeiten von über einem Jahr selbst in Großstädten eher die Regel als die Ausnahme sind.

Online-Spielsucht ist seit 2019 die erste von der WHO anerkannte Verhaltenssucht, eine Kategorie, die es bisher nicht gab. Zuvor war dysfunktionales Spielverhalten als Störung der Impulskontrolle den zwanghaften Störungen zugeordnet. Als die Online-Spielsucht das Upgrade zur Verhaltenssucht schaffte, wurde deren »Vorzimmer« frei, und es zogen zwanghafte sexuelle Verhaltensstörungen in die ICD-11 ein, die aktuell noch den Impulskontrollstörungen zugeordnet werden. Der Einzug in die ICD ermöglicht die einfachere Bereitstellung von Forschungsgeldern, um dieses neue Feld an Erkrankungen noch besser zu verstehen. Betroffene werden dadurch in Zukunft qualifiziertere Therapieangebote finden, und Ärzte und Psychotherapeuten können sich in diesem neuen Bereich weiter qualifizieren und positionieren.

Vom Blindfisch zum Köderexperten

Als Therapeutin komme ich leider oftmals erst sehr spät ins Spiel, und zwar dann, wenn Gedanken, Verhalten und Gefühle der Betroffenen dysfunktional entgleisen, wenn ausgehandelte Verträge oder sogar Gesetze gebrochen werden. Aber auch wenn gefühlte Ist-Werte mit imaginierten Soll-Werten nicht mehr übereinstimmen und Betroffene gegen ihre ureigenen Prinzipien und moralischen Vorstellungen verstoßen. Immer sind direkter und indirekter Leidensdruck bei meinen Patienten oder deren Angehörigen mit von der Partie, und der Wunsch nach Veränderung, die in Eigenregie nicht mehr so recht gelingen will.

Die Menschen, die meine Hilfe suchen, fallen im Alltagsbild kaum auf, denn die Haken, an denen sie hängen, sind oftmals unsichtbar und nur indirekt mit geschultem Blick zu bemerken. Nicht einmal ihre engsten Vertrauten und nahestehenden Verwandten wissen davon, da ihnen wichtige Puzzlestücke fehlen, um die Thematik in Gänze zu erfassen und einzuordnen. Somit bleibt ihr Leidensdruck für den Außenstehenden oftmals unsichtbar. Ich höre seit Jahren vermehrtes Klagen über mangelnde Aufmerksamkeit, Prokrastination und Disziplinlosigkeit, Störungen des Antriebes und Störungen eines aus dem Ruder gelaufenen Schlaf-wach-Zyklus. Dabei sehe ich in meiner Praxis oftmals sehr erfolgreiche und intelligente Klienten, die es nicht mehr schaffen, ihre Triebe, Handlungen und Emotionen im Griff zu behalten. Doppelleben unvorstellbaren Ausmaßes fliegen durch Unachtsamkeit auf und hinterlassen Fassungslosigkeit, nicht nur bei den Betroffenen selbst, sondern auch bei den direkten Bezugspersonen.

In meinem Buch möchte ich die klinischen Beobachtungen aus meiner praktischen Erfahrung als ärztliche Psychotherapeutin und mein Wissen als Neurologin an ein breites Publikum weitergeben. Dazu werde ich auch vereinzelt Schicksale und Geschichten meiner Klienten verwenden, die ich so verändert habe, dass Rückschlüsse auf deren Identität für Außenstehende nicht möglich sind. Ich schreibe dieses Buch außerdem für all diejenigen, die bereits ersten oder intensiveren Kontakt mit den unschönen Haken moderner Belohnungsköder gemacht haben, und für diejenigen, die sich für das Thema interessieren, um für sich zukünftig kluge Entscheidungen zu treffen. Ich schreibe das Buch auch für indirekt Betroffene, die Personen in ihrer direkten Umgebung kennen, auf die das Beschriebene zutreffen könnte: Kinder, Partner, Freunde, Eltern und Arbeitskollegen. Und ich schreibe dieses Buch nicht zuletzt für mich selbst, da ich merke, wie auch mich Köder im Alltag anlocken, denen ich mit zunehmendem Wissen inzwischen deutlich gelassener aus dem Weg gehen kann, als es mir in der Vergangenheit möglich war.

Ähnlich den Anglern, die nur mit Angelschein ihrem Hobby nachgehen können, bekommen die Betroffenen von mir am Ende der Therapie eine Art »Köderschein«, der sie qualifiziert, wieder verantwortungsvoll und selbstbestimmt zu handeln. Ich versuche sie zu befähigen, die Strategien moderner Angler zu verstehen und Köder und deren versteckte Haken frühzeitig zu entlarven, um nicht mehr auf sie hereinzufallen.

So wie ich in meiner Praxis versuche, blinde und reflexartig reagierende Betroffene in sehende Köderexperten zu verwandeln, würde es mich freuen, durch mein Buch präventiv Menschen für die Thematik und ihre damit verbundene Problematik zu sensibilisieren. Dabei geht es mir um reflektierendes Verstehen, das weder verharmlost noch übertreibt. In Zeiten des Überkonsums ist es wichtig, kluge Entscheidungen zu treffen, um langfristig genussfähig zu bleiben und das eigene Leben in Freiheit und Autonomie zu steuern. Lassen Sie uns deshalb einen detaillierten Blick auf die Machenschaften der heutigen Angler, deren Köder und die dahinter versteckten Haken werfen und von denen lernen, die es geschafft haben, wieder vom Haken loszukommen.

1 Vom Mangel zum Überfluss

Lebendes Fossil in digital beschleunigten Zeiten

Als Angehörige der Generation der Babyboomer war es für mich im letzten Jahrhundert noch möglich, mit dem technischen Fortschritt im wahrsten Sinne des Wortes Schritt zu halten, ohne von ihm überrollt zu werden. Im Vergleich zu meinen mit Smartphone und Flatrate aufgewachsenen Kindern der Geburtsjahre 2001 und 2009 komme ich mir heute beinahe schon wie das ausgestorbene Fossil einer technologisch längst überholten Vergangenheit vor, obwohl sie noch gar nicht so lange her ist. Mein im letzten Jahrhundert sozialisiertes Gehirn beherbergt eine Unsumme an längst ausgestorbenen Geräuschen, die für mich auch heute noch jederzeit abrufbar lebendige Erinnerungen und Gefühle generieren: das Piepsen, Fiepen und Rauschen der Tonabfolge meines 56k-Modem bei der Einwahl ins Internet, das kreischend laute Geräusch meines Neun-Nadel-Druckers, das wie eine Kreuzung aus Schreibmaschine und Kreissäge klang, das stoische Rattern der Wählscheibentelefone, das intermittierende Surren im Diskettenlaufwerk beim Speichervorgang auf einer 3,5″-Floppy-Disk, das Hochfahren einer VHS-Kassette im Videorekorder, das metallische Klicken beim Auftreffen des Schreibkopfs auf das Farbband der elektrischen Schreibmaschine und das Spulgeräusch des Kassettenrekorders. Während meines Medizinstudiums in den 80er-Jahren musste ich noch die MS-DOS-

Prüfung bestehen, um am raumausfüllenden Großrechner des Uniklinikums arbeiten zu dürfen. Für meine Doktorarbeit leistete ich mir 1989 meinen ersten PC mit Intel-386-Prozessor und 20-MB-Festplatte für »günstige« 2000 D-Mark. Damals löste bei mir der Satz »Sie haben Post« noch ähnlich starke Gefühle aus wie bei Meg Ryan und Tom Hanks in der Filmkomödie *e-m@il für Dich*, die 1998 Kinosäle füllte. Für das Herunterladen von wenigen Sekunden pornografischem Material brauchte es gefühlt Stunden, und meinen ersten Chat mit einem Unbekannten über das Internet empfand ich als ein psychologisches Experiment der Extraklasse, das sich mir unvergesslich eingebrannt hat.

All diese Erinnerungen sind mittlerweile gut dreißig Jahre her, gerade mal ein Zehntausendstel der Zeitspanne seit Beginn der Menschheitsgeschichte vor gut 300 000 Jahren. Für die heute digital beschleunigte Welt sind diese Erlebnisse uralte Kamellen, die es nicht mal mehr wert sind, dass man sie in die hinterste verstaubte Schublade eines Archives einmottet. Selbst um die Jahrtausendwende herum wäre es für die meisten von uns kaum vorstellbar gewesen, welchen Einfluss die immer schneller werdenden Innovationszyklen der global vernetzten Intelligenz von Milliarden von Menschen auf unser aller Leben haben würden.

Lassen Sie uns die Menschheitsgeschichte einmal auf die Zeit eines Jahres mit 365 Tagen verteilt anschauen, um ein besseres Gefühl für Zeitverläufe zu bekommen. Erst Ende August (vor 70 000 Jahren) kristallisiert sich der Homo sapiens aus der Steinzeit durch die Weiterentwicklung von Sprache heraus. In der Adventszeit am 13. Dezember (vor gut 10 000 Jahren) wird der Mensch sesshaft, und am Zweiten Weihnachtstag bilden sich erste Städte. Silvester ist der Tag, an dem um 10.37 Uhr die Dampfmaschine erfunden und um 15 Uhr die industrielle Revolution eingeleitet wird. Um 18.15 Uhr geht das erste Auto vom Band, in bester Feierlaune um 22 Uhr entsteht das Internet, und um 23.34 Uhr, kurz vor dem Bereitstellen der Sektgläser zum Anstoßen, ist die Geburtsstunde des ersten iPhones. Meine zuvor geschilderten Erlebnisse sind alle erst in den letzten paar Minuten vor Ende des Jahres passiert, und trotzdem fühlen sie sich an, als lägen sie eine Ewigkeit zurück.

Unser auf Mangel geprägtes Belohnungssystem

Sich ständig verkürzende Innovationszyklen und weltweit eingeschleuster Content treffen heute auf Individuen, deren Körper, Psyche und Sinne seit Jahrtausenden durch evolutionär bewährte Erfolgsrezepte programmiert worden sind. Von Generation zu Generation wurden vor allen Dingen die Erfolgsfaktoren weitergegeben, die beim Kampf ums Überleben, der Weitergabe der eigenen Gene und der erfolgreichen Aufzucht von lebenstauglichen und widerstandsfähigen Nachkommen nützlich waren. Das Ergebnis der klugen Entscheidungen unserer Vorfahren spiegelt sich in unser aller Leben wider, denn ohne sie gäbe es uns nicht. Die altbewährte Rezeptur unseres Belohnungssystems reagiert auf Veränderungen ähnlich stoisch und langsam wie ein am Baum hängendes träges Faultier. Gespeist wurde es aus Jahrtausenden des Mangels und nicht des Überflusses. Als Bild stellen Sie sich bitte einmal eine Wüstenlandschaft vor, deren Flora und Fauna darauf ausgerichtet sind, mit geringsten Wassermengen zu überleben. Interessanterweise sterben in der Wüste mehr Menschen durch Ertrinken als durch Verdursten. Dies liegt daran, dass der verkrustete und ausgetrocknete Boden der Wüste die Wassermengen sintflutartiger Regenfälle nicht aufnehmen kann. Im Nu verwandeln sich einst ausgetrocknete Flussläufe zu reißenden Gewässern. Menschen rechnen mit Durst und Hunger in der Wüste und haben ausreichend Reserven und Navigationsgeräte parat, um sich zu versorgen und nicht zu verirren.

Auf plötzlich anflutende Sturzgewässer, die sie mitreißen und ertrinken lassen, sind sie nicht gut vorbereitet. Die archaische Programmierung unseres Körpers und Geistes gleicht dabei einer auf Mangel spezialisierten Wüstenlandschaft. Überflutet werden wir heute zunehmend von immer stärker werdenden Belohnungsreizen und Informationen, die unsere Stoffwechselvorgänge im Gehirn und Körper ans Limit bringen. Nicht der Mangel macht uns heute zu schaffen, sondern der Überfluss und die damit verbundenen Entscheidungen, was wichtig und was unwichtig, was wahr und was falsch und was gesund oder ungesund ist.

Schauen wir uns die Mangelerfahrung unserer Vorfahren einmal näher an. Dazu brauchen wir unseren eigenen Stammbaum nicht sehr weit zurückzuverfolgen. Die kritischen Erfolgsfaktoren zum Überleben waren seit Beginn der Menschheitsgeschichte Sexualität, Nahrung und Schutz gewährende soziale Strukturen einer Gemeinschaft oder Familie. Auch wenn es im antiken Rom bereits ausschweifende Orgien mit berauschendem Wein und Völlerei im Übermaß gegeben haben soll, so waren sie einer extrem kleinen Oberschicht vorbehalten und würden den modernen Menschen mit völlig anderen Ess- und Komfortgewohnheiten kaum noch aus der Reserve locken. Noch bis ins letzte Jahrhundert hinein war es üblich, in Zeiten von Fülle Vorräte für planbare oder absehbare Mangelzeiten anzulegen, sei es durch gut gefüllte Speisekammern, durch Fettreserven am eigenen Körper oder durch die gegenseitige Unterstützung in der Gemeinschaft. Ein paar Kilo zu viel waren damals Zeichen für Wohlstand, Status und Gesundheit. Sie steigerten die Überlebenschancen in Zeiten von Hunger und Knappheit. Im Bereich der Fortpflanzung hüteten Frauen als Gatekeeper für Sexualität ihre Eizellen mit äußerster Vorsicht, denn Schwangerschaft und Geburt gingen mit immenser Gefahr für Leib und Leben einher. Zudem kostete die Aufzucht von Kindern über Jahre hinweg wertvolle Ressourcen, die nur sehr begrenzt zur Verfügung standen. Männer hingegen versuchten evolutionär ihr Sperma breitflächig zu verteilen. Ihre Kernkompetenz war es dabei, Frauen aufmerksam nach Zeichen sexueller Paarungsbereitschaft zu screenen. Derjenige, der schnell den Fuß in die Tür bekam, nahm an der evolutionären Lotterie der Gene teil. Dabei kamen auch die raffiniertesten Exemplare männlicher Verführungskunst auf kaum mehr Partnerkontakte, als man an zwei Händen abzählen konnte. Sollten Sie die Gelegenheit haben, Ihre Eltern, Großeltern oder Urgroßeltern in einer ruhigen Minute hierzu zu befragen, werden Sie vermutlich überrascht sein, wie niedrig die Anzahl an Partnern war. Pornografisches Material war schwer zugänglich und durch die zur Verfügung stehenden technischen Möglichkeiten ihrer Zeit begrenzt. Aufgrund von hohen finanziellen und persönlichen Abhängigkeiten und strikten Rollenverteilungen innerhalb von Beziehungen und restriktiven religiösen Moralvorstellungen nahmen kurzfristige Affären und außereheliche Beziehungen schnell einen existenziell bedrohlichen Charakter an.

In der Ernährung war in unseren Breitegraden der Winter die Zeit des Verzichts. Gut gefüllte Keller und haltbar gemachte Nahrung ermöglichten es, sicher in das nächste Frühjahr zu gelangen. Die Einkäufe regionaler Produkte erledigte man in der unmittelbaren Umgebung und im direkten Kontakt mit dem Verkäufer. Oftmals dominierte körperliche Arbeit einen anstrengenden und für uns langweilig erscheinenden Alltag. Übergewicht, Bewegungsmangel und Stoffwechselerkrankungen waren die Ausnahme und nicht die Regel. Beim Erntedankfest im Herbst belohnte man sich mit der Süße von reifem Obst, frisch geerntetem Getreide und knackigem Gemüse. Am Wochenende gab es zur Belohnung einen geruhsamen Mittagsschlaf, oder man erfreute sich an einem Fest im Kreis der Familie oder in der direkten Nachbarschaft.

Im Rausch des Überflusses

Durch ein Zuviel an Belohnungsreizen stehen wir heute vor der Qual der Wahl, die richtigen Entscheidungen zu treffen, die uns nicht nur kurzfristig, sondern auch langfristig glücklich und zufrieden machen. Allein schon der Einkauf in einer der gängigen Supermarktketten kann zum Spießrutenlauf werden. Mit dem Einkaufszettel in der Hand in bester Absicht, gesunde Lebensmittel zu kaufen, leitet uns der Einkaufsladen an unzähligen äußerst schmackhaften, aber völlig ungesunden und hoch verarbeiteten Kalorienbomben vorbei, die unsere Aufmerksamkeit wecken sollen. Sie kennen sicherlich auch das Phänomen, dass kurz nach Ende der Sommerferien schon wieder die Lebkuchen, Zimtsterne und Dominosteine in Sonderverkaufsflächen aufgetürmt werden. Die Handelsketten verfahren hier nach dem Motto: »Steter Tropfen höhlt den Stein«. Es gilt, den hartnäckigen Widerstand der das Weihnachtssortiment bei 30 Grad Außentemperatur noch verweigernden Konsumenten über die Zeit hinweg zu brechen. Während uns bei der Vorstellung eines gefüllten Lebkuchens reflexartig das Wasser im Munde zusammenläuft, beginnt ein Seilziehen zwischen hemmendem Frontalhirn und opportunistisch-genussorientiertem Belohnungssystem. Und irgendwann passiert es dann an einem verregneten Donnerstag im Oktober, wenn man müde nach einem stressigen Tag an der Kasse den Blick zum fünfzigsten Mal auf die weihnachtliche Sonderverkaufsfläche richtet. Der Widerstand schmilzt dahin, wie wenig später die mit Zimt, Anis und Kardamom gewürzte Schokolade im Mund ihrer Käufer. Heute wirkt das spartanische Angebot von »nur« 1700 Artikeln eines Durchschnitts-Aldi schon fast meditativ beruhigend, wenn man es mit den 50 000 Artikeln eines großen REWE-Marktes vergleicht. Übergewicht ist inzwischen kein Zeichen für Gesundheit mehr, sondern wird als Zügellosigkeit betrachtet, während Schlanksein mit Gesundheit und Steuerungsfähigkeit in Zusammenhang gebracht wird. Während Diätbücher boomen, die erklären wollen, wie Schlanksein und Genuss in einer Zeit gefüllter Speicher funktionieren können, finden sich so gut wie keine Bücher über hochkalorische Aufbaukost, die wohl auch kaum einen Abnehmer finden würden.

Auch Dating und Sexualität sind schon lange keine Mangelressource mehr. Heute stehen wir an einem All-inclusive-Buffet sexueller Vielfalt, das unsere kühnsten Vorstellungen übertrifft und uns an der ein oder anderen Stelle zu überfordern droht. Sexualität ist mittlerweile ein allseits verfügbares Konsumprodukt, das in einer extrem hohen Reizintensität und unendlichen Vielfalt von Pornografie, Hightech-Sex-Toys sowie unverbindlichen und käuflichen Sexkontakten selbst die kühnsten Wünsche übererfüllt. Ein eher unattraktiver Durchschnittsbürger übertrifft damit locker das Lebenswerk von Casanova, der 116 Frauen beglückt haben soll. Während der venezianische Womanizer sich im 18. Jahrhundert für seine sexuellen Eskapaden noch unter höchsten Gefahren die Hacken ablaufen musste, können wir heute aus der heimischen Komfortzone Netflix schauend und ein Gläschen Wein genießend unter Tausenden potenziellen Matching-Partnern wählen. Dies trainiert die triebhaften evolutionären Reflexe enorm, die teilweise nur den Bruchteil einer Sekunde beanspruchen, um brauchbare Partner ins Töpfchen (Swipe nach rechts) und unbrauchbare ins Kröpfchen (Swipe nach links) zu verfrachten. Ein Match eröffnet dabei die Kontaktaufnahme per Chat, Telefon oder Face-to-Face-Date. Dies findet dann oftmals ebenso schnell, wie es entstanden ist, ein kommunikatives Ende, kann beim Abgleich sexueller Vorlieben in einen One-Night-Stand münden oder bei gegenseitigem Gefallen in die zweite Runde gehen. Bumble, Tinder und Co. bieten eine ideale Plattform im Abgleich von omnipotenten Projektionen, die auf der Leinwand des anderen zu laufen beginnen. Swipen ist mittlerweile eine Art Volkssport geworden. Ebenso der Konsum von Pornos, der mit dem Smartphone bereits bei Kindern und Jugendlichen vor und während der Pubertät zu einer Beeinflussung von sexuellem Sein, Wollen und Können führen kann – ein bedenklicher weltweiter Feldversuch ohne Ethikkommission.

Unterhaltung, Abenteuer und Vergnügen sind auch durch digitale Online-Spielewelten in eine völlig neue Liga katapultiert worden, die Menschen magnetisch anzieht, besonders Jugendliche, die hier durchaus Jahre ihres Lebens in einer Art Stellvertreterleben verzocken. Rund um die Uhr lassen sich heute interaktive globale Spieleteams finden, die gemeinsam Aufgaben lösen und Gefahren überwinden können. In Form von selbst kreierten Avataren lässt sich die eigene Identität wechseln wie Kleider aus dem Kleiderschrank. Digitales Spielvergnügen und die Kombination aus Glück und Spiel sorgen für Nervenkitzel und Vergnügen. Aber auch das sich gerade entwickelnde Metaversum und innovative Formen von Künstlicher Intelligenz (KI) wirken auf uns Menschen. Sie lassen analoge und digitale Grenzen über neuartige Konzepte miteinander verschmelzen. Dadurch entsteht eine erweiterte Form der Realität, eine neue Dimension der Begegnung, eine Erlebenswelt der Superlative und des Vergnügens, die selbst die kühnsten Träume in den Schatten zu stellen verspricht. Hier haben wir die Möglichkeit, in einer Fantasiewelt artifizieller Sphären ohne Schwächen und Limits zu agieren, in der starke Gefühle und Erlebnisse auf Knopfdruck jederzeit abrufbar und sehr real erlebbar werden. Vielleicht erinnert sich der ein oder andere an die schulische Pflichtlektüre *Schöne neue Welt* von Aldous Huxley aus dem Jahr 1932, der das Metaversum fiktiv in Form des »Fühlkinos« vorwegnahm. Dort werden Menschen über visuelle, akustische und taktile Reize überstimuliert, sodass sie zu passiven, konformen und glücklichen Menschen degenerieren, die sich von den realen Problemen der Gesellschaft ablenken lassen, um so kontrolliert und manipuliert zu werden. Voilà, willkommen im 21. Jahrhundert des Metaversums und von KI, in dem Huxleys Vision gerade in großem Stil umgesetzt wird.

Bereits heute malt KI Bilder, schreibt Gedichte, erstellt Reden, findet Fehler in Programmierungscodes und liefert Antworten auf die kompliziertesten Fragen. KI wird unser Leben grundlegend verändern, und dies in einer noch höheren Geschwindigkeit als zuvor. Das US-amerikanische Unternehmen OpenAI gibt uns bereits heute einen beeindruckenden Vorgeschmack, wozu KI fähig ist und welche Probleme sich dadurch ergeben.

Als Deepfakes werden etwa manipulative, KI-erstellte Medieninhalte bezeichnet, die reale Inhalte täuschend echt, aber in fiktiven Situationen zeigen können. So kursieren schon seit Jahren im Internet Pornosequenzen mit Fake-Köpfen von Celebrities. Die Herstellung dieser Deepfakes war bisher eher technisch versierten Personen vorbehalten. DALL-E schaffte 2021 den Quantensprung in der KI-Bildverarbeitung für jedermann. Durch eine simple Textbeschreibung können artifizielle, teilweise fotorealistische neuartige Inhalte kreiert werden, die echten Bildern in nichts nachstehen. Künstlich erschaffene neuronale Netzwerke kreieren dabei aus einzelnen Wörtern und Inhaltsbeschreibungen (Input) eine spezifische, teilweise fotorealistische Anordnung aus Pixeln (Output). Gefüttert wird DALL-E durch Millionen von im Internet verfügbaren Bildern und dazugehörigen Texten. Wer es noch nicht versucht hat, sollte sein Glück in DALL-E mal testen. Die Ergebnisse sind schon beeindruckend und erweitern kreative Prozesse ins Unermessliche. Allerdings gibt es auch eine negative Seite dabei. Denn mittlerweile zeigen zahlreiche Fotos in sozialen Netzwerken KI-generierte Fotos von Personen des öffentlichen Lebens, teilweise in prekären oder spaßigen Situationen, die mit der Realität rein gar nichts mehr zu tun haben. So geisterten Fotos von Papst Franziskus mit einer hippen weißen Daunenjacke und einem lässig darüber baumelnden Silberkreuz, von einem angeblich festgenommenen Wladimir Putin oder einem Elon Musk, der mit Mary Bara, CEO von General Motors, Händchen hält, durch die sozialen Medien. Neben einem guten Unterhaltungswert werfen diese Bilder Fragen der Verletzung von Persönlichkeitsrechten auf, da die Fotos oftmals nicht mit dem entsprechenden Copyright »© Dall-E« versehen worden sind. Sie befeuern damit auch Fake News, denn dem Betrachter fällt es kontinuierlich schwerer zu unterscheiden, was nun eigentlich wahr und was KI-generierter Fake ist. Teilweise ergeben sich auch schwerwiegende Urheberrechtsverletzungen von Künstlern und Medienagenturen, deren lizenziertes Material bei der Erstellung KI-generierter Bilder unberechtigte Verwendung fand. DALL-E ist nur ein Beispiel, da aktuell neue KI-Tools und Apps wie Pilze aus dem Boden schießen, die allesamt um unsere Gunst werben.

Auch ChatGPT, einer von vielen am Markt agierenden KI-Chatbots, ist mittlerweile in aller Munde. Innerhalb der ersten fünf Tage nach Veröffentlichung meldeten sich eine Million Nutzer an. Angefüttert mit Milliarden von Datensätzen aus dem Internet, an denen er auch trainierte, generiert ChatGPT textbasierte Antworten so gut, dass sie oftmals auch von Fachleuten für von echten Menschen verfasst gehalten werden. Einige meiner ADHS-Patienten atmen bereits auf, da ChatGPT ihnen beim Strukturieren ihrer Gedanken hilft, und auch viele Schüler lassen ihre Referate mittlerweile von einem Chatbot erstellen oder überarbeiten. Dabei darf keinesfalls alles, was der Chatbot erstellt, für bare Münze genommen werden. So wurde 2023 ein Anwalt in New York dabei erwischt, wie er seine Klageschrift über ChatGPT verfasste, der ihm frei erfundene Präzedenzfälle mit Aktenzeichen lieferte. Leider verifizierte nicht der Anwalt vor Einreichen der Klage die Anklageschrift, sondern der zuständige Richter. Umgehend rückte besagter Anwalt ins Zentrum der Aufmerksamkeit unzähliger Medien, die über den Fall berichteten. Er erntete die Häme seiner Fachkollegen für sein naives Vorgehen. Zunächst nicht aufgefallen ist allerdings eine KI-generierte Rede des SPD-Politikers und EU-Parlamentsmitglieds Tiemo Wölken, die er von ChatGPT erstellen ließ und im Februar 2023 vor dem Europäischen Parlament hielt. Erst am Ende der Rede gab der Politiker die Auflösung und dankte ChatGPT in einem Schlusssatz. Viele Zeitungen berichteten darüber. Von KI-Bots erstellte Inhalte bedürfen aktuell noch keiner Kennzeichnung. Je nach Datengrundlage können KI-Texte auch Menschen diskriminieren, Rassismus schüren und Propaganda verbreiten. Es ist fraglich, wie viel Wert dem geschriebenen Wort in Zukunft noch zukommen wird, wenn Briefe von Freunden, Liebesgedichte, Politikerreden, Artikel und Bücher inflationär und fast mühelos über KI-Bots erstellt oder verändert werden können und wir dabei die Herkunft und Beeinflussung der Inhalte über KI nicht erkennen können. Hier werden in Zukunft Chancen und auch Risiken nah beieinanderliegen, und damit verbunden ergeben sich Fragestellungen, die es erst noch zu beantworten gilt, wie etwa:

- Wer trägt die Verantwortung, wenn KI fehlerhafte Entscheidungen trifft und dadurch Schäden verursacht?
- Wie können wir sicherstellen, dass KI-Algorithmen transparent und nachvollziehbar sind und mittels KI gewonnene Entscheidungen gerecht gefällt werden?
- Welche Inhalte dürfen für die Fütterung von KI verwendet werden?
- Wer besitzt die Rechte an von KI generierten Inhalten, und wie beeinflusst KI das kreative Schaffen?
- Wie geht KI mit persönlichen Daten um?
- Wie kann sichergestellt werden, dass KI nicht zu manipulativen Zwecken verwendet wird?

- Wie müssen KI-generierte Inhalte gekennzeichnet werden?
- Wie wird KI zwischenmenschliche Beziehungen verändern?
- Welche Auswirkungen hat KI auf die physische und psychische Gesundheit?
- Welche Berufe werden über KI in Zukunft ersetzbar sein?

Schauen wir uns im nächsten Kapitel einmal näher an, mit welchen Belohnungsreizen wir es heute zu tun haben. Belohnungen, die uns mit Freiheit und Mühelosigkeit ködern, um uns langsam an die versteckten Haken des Überkonsums zu binden.

2 Die Köder

Belohnungsköder und Schlüsselreize

Ein Köder ist ein gezielt eingesetzter verlockender Reiz, der eine Bewegung des Geköderten hin zu dem Köder initiiert. Der Köder beinhaltet immer eine Lockfunktion, hinter der die eigentliche Intention für den Geköderten verborgen bleibt. Der Geköderte blickt auf die in Aussicht gestellte Belohnung, die bei Tieren in der Regel aus Nahrung, Nahrungsimitaten und Lockstoffen besteht.

Oftmals knüpfen Köder bei Tieren in der auslösenden Reaktion an Schlüsselreize an. Unter einem Schlüsselreiz versteht man einen spezifischen Reiz oder ein spezifisches Reizmuster, das ein angeborenes oder erlerntes spezifisches Verhalten repetitiv und vorhersehbar abruft. Der Verhaltensforscher und Zoologe Konrad Lorenz nutzte den Begriff in Analogie zum Schlüssel, der in einem dafür passenden Schloss das Öffnen der Türe bewirkt. Schlüsselreize haben sich vor allem in den Bereichen der Fortpflanzung, der Aufzucht von Nachkommen, des Fressens und der Verteidigung etabliert, um Tiere reflektorisch an Verhaltensweisen zu binden, die seit Urzeiten das eigene Überleben und das der Nachkommen sichern. Aber auch repetitive Lernprozesse können zur Ausbildung von Schlüsselreizen führen, wenn dadurch über einen längeren Zeitraum Reiz und Reaktion miteinander verkoppelt werden. Das bekannteste Beispiel der klassischen Konditionierung ist der Pawlowsche Hund, bei dem ein neutraler Reiz (Klingel) mit einem biologisch bedeutsamen Reiz (Futter) repetitiv verknüpft wurde, sodass die Reaktion des Hundes (Speichelfluss) am Ende allein durch das Ertönen des Klingeltons auslösbar war.

Schlüsselreize gibt es allerdings nicht nur in der Tierwelt, sondern auch wir Menschen verfügen über Schlüsselreize, wie etwa das Kindchenschema, das in uns intuitiv positiv assoziierte Gefühle, Beschützerinstinkte und Fürsorgeverhalten auslöst. Dieses Wissen machten sich die Entwickler der Charaktere von Mickey Mouse, Pikachu, Teletubbies, Minions, Hello Kitty und Winnie Puuh zu eigen. Auch der niedliche Mini-Cooper verarbeitet das Kindchenschema in seinem Design, in dem zwei große kugelrunde Scheinwerfer so platziert werden, dass sie in der Frontansicht wie kindliche Kulleraugen Kontakt mit den zukünftigen Konsumenten aufnehmen. Interessanterweise springen besonders weniger technikaffine Frauen auf dieses Auto mit Augen an, dessen Blick in ihnen positive und liebevolle Emotionen zu aktivieren scheint und damit den tiefen Griff in den Geldbeutel auslöst, der sich bei dem Autohersteller durch köderndes Design umsatzstark zu Buche schlägt. Weitere Schlüsselreaktionen sind die Kampf-, Flucht- oder Totstellreaktion bei drohender Gefahr, die uns sofort in eine Schreckreaktion versetzt.

Nun aber zurück zu den Ködern. Die hinter dem Köder liegende Intention bleibt für den Geköderten in der Regel im Verborgenen, vor allem, wenn der Köder negative Auswirkungen auf den Geköderten hat. Fische sehen den Wurm und bleiben am Angelhaken hängen. Ratten fressen den Köder und bemerken das für sie letale blutgerinnungshemmende Gift nicht, an dessen Folgen sie wenig später versterben. Fleischfressende Pflanzen ködern Insekten mit wohlriechenden Duftstoffen, damit jene wenig später an ihren klebrigen Oberflächen hängen bleiben, um von ihnen verdaut zu werden. Mäuse lieben Speck und Käse, die ihnen auf einer Falle drapiert zum Verzehr angeboten werden, um ihnen kurz darauf ihre Freiheit zu rauben oder im schlimmeren Falle ihnen blutig das Genick zu brechen. Die Köder zum Fangen von Affen funktionieren ebenso einfach wie genial! Dazu wird in eine an einem Baum fixierte Kokosnuss ein kleines Loch geschnitten und deren Innenraum mit Bananen gefüllt, die dem hungrigen Affen als Köder dienen. Der Affe greift mit der flachen Hand in die Kokosnuss und umschließt reflektorisch die Banane, wodurch sich seine Hand zu einer Faust ballt, die nicht mehr aus der Kokosnuss herausgezogen werden kann. Das Prinzip der »Affenfalle« steht sinnbildlich für das in der Psychotherapie häufig thematisierte Prinzip des Loslassens. Wenn man es schafft, auf Ansprüche zu verzichten, Enttäuschungen als Ende der Täuschung zu werten und durchlebte Tragödien als Lernerfahrung zu verbuchen, dann kann das Loslassen der Anfang von Freiheit und Leichtigkeit sein. Köder sind nicht per se gefährlich für den Geköderten, sondern können auch harmlos sein, etwa wenn sie bei der Tierbeobachtung für Filmaufnahmen oder zu Forschungszwecken eingesetzt werden. Manche können sogar helfen, wenn zum Beispiel wilden Tieren über einen Essensköder heilsame Medikamente verabreicht werden.

Menschliche Köder

Die Köder, die für Menschen ausgelegt werden, sind nicht nur simple Fressköder, sondern koppeln gerne an Bereiche an, durch die ein Zuwachs an Geld, Macht, Status und Einflussnahme in Aussicht gestellt wird oder in denen es um Sexualität und Liebe geht. Trotz der bei Menschen, im Vergleich zu Tieren, stärker ausgeprägten kognitiven Fähigkeiten, vor allem in den Bereichen Logik, Steuerung, Belohnungsaufschub und Moral, geht das Gehirn in Kontakt mit Ködern dieser Art gerne mal auf Sendepause, um den Trieben und der Gier den Vortritt zu lassen. Im Vergleich zu den Tieren sind die Köder für Menschen deutlich variationsreicher und die dadurch ausgelösten Reaktionen und Motive wesentlich komplexerer Natur. Hierzu möchte ich stellvertretend zwei Beispiele schildern, die ausgiebig durch die Presse gingen. Sie zeigen, wie Menschen, denen man es nie zugetraut hätte, über einfache Ködertricks gezielt in die Falle gelockt wurden:

An der sogenannten »Ibiza-Affäre« waren 2019 der damalige österreichische Vizekanzler Heinz-Christian Strache, der damalige FPÖ-Fraktionsvorsitzende Johann Gudenus sowie eine angeblich steinreiche Nichte eines Oligarchen (Lockvogel) beteiligt. Der Köder bestand aus einer in Aussicht gestellten großzügigen Finanzspritze durch den russischen Lockvogel. Die Falle wurde von langer Hand vorbereitet und schnappte in einer verwanzten und mit Kameras ausgestatteten Villa auf Ibiza zu. Die Vorwürfe Korruption, Bestechlichkeit und Medienmanipulation führten zu einem politischen Erdrutsch in Österreich und infolgedessen zu zahlreichen Rücktritten und Änderungen im Diskurs des Landes.

In eine sogenannte »Honigfalle« geriet die als besonnen, klug und medienscheu geltende Unternehmerin und Erbin des BMW-Imperiums Susanne Klatten, als sie sich 2007 blindlings in eine amourös-sexuelle Beziehung begab. Der Köder kam in Form eines charmanten und gut aussehenden Schweizer Geschäftsmannes daher, der seine wahre Identität und Intention hinter frei erfundenen Geschichten verbarg. Er schaffte es, über Liebesschwüre das Vertrauen der reichsten Frau Deutschlands zu erschleichen. Die Falle war heimlich angefertigtes kompromittierendes Videomaterial, das er zu erpresserischen Zwecken angefertigt hatte. Den Drohungen, das Bildmaterial zu veröffentlichen, begegnete Susanne Klatten mit einer Anzeige bei der Polizei. Auch wenn dadurch einige brisante Details aus dem verborgenen Privatleben von Frau Klatten an die Öffentlichkeit gelangten, so ging sie am Ende erhobenen Hauptes und als Gewinnerin aus der Geschichte hervor. Ihr fingierter Geliebter konnte bei der Geldübergabe festgenommen werden und hatte im Anschluss daran während einer mehrjährigen Haftstrafe Zeit, über seinen missglückten Köderversuch nachzudenken.

Nicht immer bedarf es einer so komplexen und trickreichen Detektivarbeit, wie in den zwei geschilderten Beispielen, um Menschen zu ködern und am Ende manipulativ in die dahinter versteckte Falle zu locken. Oftmals koppeln die Köder auch bei uns Menschen an ganz simple archaische Reflexe, die sich kaum von denen des Tierreiches unterscheiden.

Klickköder

Denken wir einmal an den Fisch, dessen Aufmerksamkeit durch den Bewegungsreiz eines sich windenden Wurmes magisch und unheilvoll angezogen wird. Die Arbeit des Wurmes als Köder für uns Menschen übernimmt der sogenannte Clickbait, was übersetzt so viel wie »Klickköder« bedeutet. Dies kann ein gezielter Bewegungsreiz sein, der zum Beispiel über eine kurze Teaser-Videosequenz eingespielt unsere Aufmerksamkeit weckt. In uns erwacht dadurch die Neugier, wissen zu wollen, wie das Video wohl weitergehen mag.

Ein Clickbait kann aber auch eine reißerische oder irritierende Überschrift, ein provokantes Bild oder ein hochemotionaler Inhalt sein, der, wenn er schrill, laut und in einer für uns neuartigen Verpackung präsentiert wird, die eh schon lauten Schlagzeilen der Konkurrenz zu überbieten schafft. Hier ein paar dieser Klickköder-Schlagzeilen, denen jeder von uns vermutlich schon mal in die Falle gegangen ist:

- »Dieses eine Lebensmittel wird dich sofort abnehmen lassen, du wirst es nicht glauben!«
- »Warum dieser neue Trend die Welt für immer verändern wird – du musst es wissen!«
- »10 schockierende Promi-Geheimnisse, die sie vor der Kamera verstecken!«

- »Das beste Video, das du je gesehen hast – du wirst vor Lachen weinen!«
- »Diese eine Zutat im Kühlschrank kann tödlich sein – schütze deine Familie jetzt!«
- »Frau kauft Joghurt und findet darin einen Rohdiamanten!«

Diese Art von Überschriften belagern uns, sobald wir ins Internet oder in soziale Medien gehen. Sie zielen allesamt darauf ab, die Aufmerksamkeit der Leser einzufangen. Dabei hinterlassen sie eine Neugier erweckende Lücke, die sogenannte Curiosity Gap. Sie erweckt ein kurzfristiges Verlangen, es wissen zu wollen, dem wir unreflektiert, angelockt auch durch eine Klick-Bewegung, gerne mal nachgehen, um dann festzustellen, dass die Inhalte dahinter nicht das halten, was sie versprechen. Einmal draufgeklickt, wird die Neugier oftmals nicht sofort befriedigt, denn die eigentliche Intention ist es, uns möglichst lange auf der Seite zu halten und derweil mit möglichst viel Werbung zu umgarnen. So muss man sich, um das unglaublich hässliche Foto aus Tom Cruises Jugend endlich sehen zu können, durch zahlreiche andere Kindheitsfotos von Stars klicken, die man überhaupt nicht sehen will, bis einem der Spaß beim vielen Klicken vergeht. Am Ende überwiegt die Enttäuschung, da das in der Überschrift angekündigte Versprechen selten gehalten wird.

Einmal am Haken hängend, werden wir von ihm durchs Netz gezogen, um von Anbieterseite über unsere entfachte Neugier und wertvolle Lebenszeit letztendlich Geld zu generieren. Gerade noch wollten wir eigentlich nur schnell eine Online-Überweisung tätigen, und schon bewegen wir uns automatisiert und nahezu fremdgesteuert durch das Netz, in dem wir von einem unwiderstehlichen Appetithäppchen zum nächsten Wissenshäppchen geleitet und verleitet werden. Beim Web-Surfen hinterlassen wir dabei für die Angler extrem wichtige Spuren und Daten, die eine direkte Rückwirkung auf den Köder haben, der mit der

Zeit immer besser an unser Verhalten adaptiert werden kann. Passgenaue Clickbaits sind das Ziel, die uns schneller, öfter und länger anbeißen lassen.

So bewegen wir uns durch das Internet, in dem die Wassertemperatur an die eigene Wohlfühltemperatur adaptiert wird, die uns möglichst träge und faul werden lässt. Erst wenn die Finger schrumpelig werden oder uns Schwimmhäute wachsen, bemerken wir, dass wir ja eigentlich etwas völlig anderes im Internet machen wollten, zu dem wir bisher noch gar nicht gekommen sind. Die an unsere Bedürfnisse adaptierten Clickbaits bleiben uns in der Regel verborgen, da wir nur selten mal in Kontakt mit dem Smartphone einer anderen Person kommen, dessen Inhalte von unserem eigenen stark abweichen. So erfuhr ich zufällig, als ich neulich über einen zugesendeten Link in den Twitter-Account meines Neffen geriet, dass er in hoher Dichte mit komischen Fitness-Videos abgespeist wird. Videos, die mir zum Glück bisher erspart geblieben sind. Dafür wäre mein Neffe sicherlich ähnlich überrascht, wenn er die Videos sehen würde, mit denen ich mir meine Zeit vertreibe und mit denen ich immer wieder in Versuchung gebracht werde.

Trigger

Der Begriff des Triggers wird im Zusammenhang mit Ködern, Stimulus und Schlüsselreizen häufiger bei menschlichen Reiz-Reaktions-Mustern verwendet. Ein Trigger ist ein Reiz, der als Auslöser eine Reaktion bewirkt. Als auslösender Reiz kommen Situationen, Ereignisse oder Reizungen (externe Trigger) oder Gefühlszustände, Gedanken, Assoziationen (interne Trigger) vor. Was einen Menschen triggert, hängt von der biografischen Historie und von seinen Lernerfahrungen ab und unterscheidet sich individuell von Mensch zu Mensch. Häufig wird der Begriff Trigger bei der Auslösung von Flashbacks nach einem überstandenen Trauma gebraucht, der zu einem unerwünschten erneuten Durchleben des Traumas führt und die Betroffenen ständig in unfreiwillige Ausnahmezustände versetzt. Aber auch bei zwanghaften und abhängigen Verhaltensweisen machen sich Therapeuten und Betroffene auf die Suche nach den Auslösern, die dysfunktionale Kreisläufe am Leben erhalten.

Ein manipulatives Marketing verwendet Trigger als Auslöser, um das Kaufverhalten der Kundschaft perfekt zu ködern. Sie wollen mit ihren Triggern kurzfristig eine Kaufbewegung erreichen. Dazu verwenden sie solche Trigger-Formulierungen: »Nur noch wenige Exemplare auf Lager!« (Knappheit), »Letzter Rabatt!« (Dringlichkeit), »Tausende zufriedene Nutzer!« (Empfehlung), »Von Ärzten und Apothekern empfohlen!« (Autorität), »Versäumen Sie nicht, die Gesundheit Ihrer Kinder zu schützen!« (Angst und Unsicherheit), »Sie sind es sich selbst wert, sich zu verwöhnen!« (Belohnung und Vergnügen), »Fühle dich wieder jung und lebendig!« (Jugend und Schönheit) oder »30 % verbessertes Hautbild in nur 10 Tagen!« (Wertversprechen). Diese Trigger versuchen an Emotionen zu koppeln, die Energie aktivieren, um eine »Hin-zu-Bewegung« auf den Köder auszulösen und uns zum beherzten Anbeißen zu veranlassen. Dabei zielen die Trigger weitestgehend auf unbewusste Mechanismen. Mit Resilienz ausgestattet, gut ausgeschlafen und ungestresst können wir sie erkennen. Nach einem arbeitsreichen Tag, müde, geschwächt und mit vielen ungelösten Themen und Ärgernissen im Gepäck, agieren die älteren Gehirngebiete dagegen eher autonom, da ihr Aufsichtspersonal seiner hemmenden und kontrollierenden Funktion nicht mehr nachgehen kann. So schlägt es reflektorisch und unscharf bei in Aussicht gestellter Belohnung (Einsparung, Wellness, Vergnügen, Jugend) oder bei Emotionen positiver (z. B. Freude, Neugier, Glück, Hoffnung, Begeisterung) oder negativer Natur (z. B. Ärger, Angst, Wut, Unsicherheit) an.

Supernormative Stimuli

In einer Zeit, in der geradezu kriegerisch um das weitestgehend limitierte Gut der Aufmerksamkeit gekämpft wird, wäre es fatal, das Wissen über »humanes Angeln« ausschließlich den daraus Gewinne erzielenden Unternehmen zu überlassen. Diese haben sich durch Erkenntnisse aus dem Tierreich mittlerweile Expertenstatus erarbeitet. Ihr Wissen wird gespeist aus der vergleichenden Verhaltensbiologie (Ethologie) und der Instinktlehre und lässt sich erfolgreich auf den Menschen übertragen. Hier spielen neuartige und immer stärker werdende Belohnungsköder eine Rolle. Die Wissenschaftler Konrad Lorenz, Nikolaas Tinbergen und Karl von Frisch erhielten 1973 den Nobelpreis für ihre Arbeiten, die uns noch heute wertvolle Erkenntnisse liefern, um zwanghaft oder abhängig aus dem Ruder laufende Verhaltensweisen zu erklären. Hierzu ist es wichtig, den Begriff der supernormativen Stimuli zu verstehen. Dies insbesondere, da Wissen über sie helfen kann, die Köder der eigenen Umgebung auf ihre Stärke und Wirkung abzusuchen und zu begreifen, welchen Einfluss sie auf das eigene Verhalten, Denken und Fühlen haben.

Unter einem Stimulus verstehen wir einen unspezifischen Reiz, der eine Reaktion auslöst. Der Begriff wird eher unspezifisch und in einer breiten Anwendung in verschiedenen wissenschaftlichen Kontexten verwendet, um Reize, auch Schlüsselreize, zu beschreiben, die einen Einfluss auf das Verhalten, die Wahrnehmung oder die Funktion von biologischen Organismen und Systemen haben. Reize können als externe Sinnesreize angeboten werden: optisch (Farbe, Licht), auditiv (Klänge, Töne, Geräusche), somatosensorisch (Druck, Temperatur, Tastsinn, Berührung), gustatorisch oder olfaktorisch (Lockstoffe, Aromen, Gerüche), sozial (Optik, Gestik, Status) und so weiter.

Wenn der angebotene Stimulus stärker wird als der ursprüngliche Stimulus und die darauf folgende Reaktion, dann sprechen wir von einem supernormativen Stimulus. Er löst im Vergleich zu seinem Ausgangsreiz eine überproportional starke Reaktion aus und kann dadurch den Ausgangsreiz überlagern oder ganz außer Gefecht setzen und somit seinen initial hilfreichen und wertvollen Sinn und Zweck ad absurdum führen.

Zum besseren Verständnis möchte ich drei Beispiele aus dem Tierreich anführen, bei denen ein supernormativer Stimulus eine Rolle spielt: der Kuckuck, der ihn trickreich zum Vorteil für sich und seine Nachkommen nutzt. Der Prachtkäfer, der sich an Bierflaschen unheilvoll verlustiert, die er wie überdimensionale Weibchen wahrnimmt, und dadurch vom Aussterben bedroht wird. Und der Dreistachlige Stichling mit seiner reflektorischen Vorliebe für die Farbe Rot, die ihn in Kampflaune versetzt, wenn er auf Postautos trifft.

Der Kuckuck und sein parasitäres Brutverhalten

Auch ohne ornithologische Fachkenntnisse freuen wir uns, wenn wir in den Wäldern den »Kuck-kuck«-Ruf des heimischen Kuckucks treffsicher identifizieren. Sein parasitäres Brutverhalten steht in starkem Kontrast zu seiner harmlosen und putzig wirkenden Existenz als Zaungast auf Schwarzwälder Kuckucksuhren. Das Kuckucksei wird von seiner biologischen Mutter mit Bedacht und brillanter Beobachtungsgabe zeitoptimiert in das Nest der unfreiwilligen Wirtseltern gelegt. Das Kuckucksei ähnelt den Eiern der Wirte, ist aber in der Regel etwas größer, sodass es aus dem Eierverbund hervortritt. Die Wirtsvögel folgen dabei einem archaischen Erfolgsprogramm, wenn sie die größeren Eier bevorzugt bebrüten. Sie bergen für sie scheinbar ein Versprechen auf gesündere, kräftigere und damit überlebenstauglichere Nachkommen. Wenn dann der im Vergleich zu den eigenen Nachkommen größere Kuckucksnestling schlüpft, ist sein intensiv gefärbter orangeroter Schnabel breiter und sein Bettelgeschrei nach Futter lauter als das seiner kleineren, schwächeren und leiseren Stiefgeschwister. Diese probiert er sogleich zu dezimieren, indem er die noch nicht geschlüpften Eier und seine schwächeren, bereits geschlüpften Stiefgeschwister aus dem Nest zu schubsen versucht.

Für die Wirtseltern sind die supernormativen Stimuli als Auslöser für ein instinktives Verhalten das größere Ei, das lautere Schreien nach Futter, ein überdimensional großer aufgerissener Schnabel und die leuchtend rot-orange Farbe des Schnabels. Der Kuckucks-Nachwuchs und seine im Vergleich zu den Stiefgeschwistern supernormativen Stimuli kapern über Schlüsselreize die Reiz-Reaktions-Antwort seiner Zieheltern, die er weg von den konkurrierenden Stiefgeschwistern auf sich selbst und seine bevorzugte Aufzucht zu lenken versucht. Der ursprüngliche Sinn der gut gemeinten und evolutionär verankerten Schlüsselreize, die eigentlich der Fürsorge und Aufzucht von starken und möglichst überlebensfähigen eigenen Nachkommen dienen sollten, wird dabei nicht nur außer Gefecht gesetzt, sondern wendet sich am Ende fatalerweise sogar gegen die eigene Brut.

Der australische Prachtkäfer und seine Vorliebe für Bierflaschen

In Australien haben Forscher herausgefunden, dass männliche Prachtkäfer mit am Boden liegenden weggeworfenen Bierflaschen kopulieren. Die Größe, Form und Farbe der Bierflaschen fungieren bei ihnen als supernormativer Stimulus, der ihnen die Bierflaschen wie überdimensional große und äußerst verführerische Weibchen vorkommen lässt. Dies löst bei ihnen einen reflektorischen Begattungstrieb der Superlative aus, der so stark sein kann, dass die Käfer völlig auf Essen, Trinken und die Begattung echter weiblicher Prachtkäfer verzichten. Am Ende fallen die Käfer außer Kraft und völlig ausgezehrt tot von der Flasche. Auch wenn der Tod durch zu viel Sex eher zu den in der Fantasie angenehmeren Todesarten gehören mag, so sind die Prachtkäfer mittlerweile vom Aussterben bedroht.

Für ihre in den 80er-Jahren gemachten Beobachtungen erhielten zwei australische Forscher 2011 den Ig-Nobelpreis überreicht, einen satirischen Preis für wissenschaftliche Leistungen, die Menschen zuerst zum Lachen und später zum Nachdenken bringen. Wenn wir die Prachtkäfer mit ihren großen Penissen auf den Bierflaschen sehen, dann erscheint uns dies wirklich auf den ersten Blick erheiternd komisch. Beim näheren Nachdenken fällt einem dann schon die ein oder andere Parallele zu den heute allseits verfügbaren sexuellen Konsumoptionen der Pornografie auf, mit deren Vielfalt es ein realer Partner nicht auch nur ansatzweise mitzuhalten schafft. Besonders auf das XY-Chromosom männlicher Triebhaftigkeit kann die Pornografie mit ihren starken und ständig wechselnden Inhalten eine ähnlich sogartige Wirkung auslösen wie die Bierflasche auf die Prachtkäfer. Einer meiner Patienten blieb an ihnen bis zu vierzig Stunden pro Woche kleben, wohlgemerkt neben einem Vollzeitjob als promovierter Jurist in einer renommierten Kanzlei. Dass hier kaum noch Zeit zur Pflege von Beziehungen, Freundschaften oder Hobbys übrig blieb, ist nachvollziehbar. Am Ende vernachlässigte er zunehmend seinen Schlaf, verzichtete auf regelmäßige Mahlzeiten und eine angemessene Körperhygiene. Die über den Pornokonsum ausgelösten sexuellen Funktionsstörungen im partnerschaftlichen Kontakt versuchte er mit noch mehr Pornografie zu betäuben.

In bester Kampflaune mit dem roten Postauto

Der Dreistachlige Stichling bekam nicht nur als Fisch des Jahres 2018 eine Auszeichnung, sondern er ist auch für sein hochspannendes Verhalten in der Paarungszeit bekannt, in der sich der Unterbauch des Männchens rötlich verfärbt. Während er werbend die Weibchen zur Eiablage in sein heimisches Revier begleitet, gilt es, sich annähernde fremde und in der Balz befindliche konkurrierende Rotbauch-Männchen abzuwehren. Die rote Bauchfarbe ist dabei der Schlüsselreiz, der die Männchen in Kampfbereitschaft versetzt. Das Kampfverhalten kann auch überdimensional stark mit simplen Holzmodellen von Fischen abgerufen werden, wenn bei ihnen der untere Teil der Attrappe mit der Signalfarbe Rot versehen wird. Hier spielen die Form und Größe der Attrappe kaum eine Rolle. Die kräftigere und intensivere Signalfarbe Rot ist im Vergleich zu der leicht rötlichen Unterbauchfarbe eines paarungsbereiten Männchens ein supernormativer Stimulus. Er löst bei dem Dreistachligen Stichling einen Kampfreflex aus. Dieser ist unspezifisch, d.h., er reagiert sowohl auf Papierattrappen als auch auf rote Gegenstände wie ein am Aquarium vorbeifahrendes holländisches rotes Postauto, das ein Laborstichling ganz aufgeregt zu attackieren versuchte.

Wir Menschen leben heute in einer Welt, in der supernormative Stimuli in nie da gewesener Stärke und Verfügbarkeit im Prestissimo-Takt auf uns einwirken. Wenn wir uns nicht voll konzentrieren, springen wir enthemmt und atemlos von einer Belohnung zum nächsten Reiz. Supernormative Stimuli stehen bei Menschen im kompetitiven Wechselspiel zu bisherigen natürlichen Belohnungsreizen. Diese locken uns über die Zeit hinweg kaum noch aus der Reserve und verblassen allesamt hinter den Belohnungsversprechen der Superlative. Keine Frucht der Welt schafft die konzentrierte Süße von Traubenzucker. Kein noch so attraktiver Partner kann mit der triebhaften Vielfältigkeit von Pornografie mithalten. Keine Schule oder Universität kommt an die Informationsdichte bunter Wissenshäppchen in attraktiver und unterhaltsamer »To go«-Manier sozialer Medien und KI-gefütterter Anwendungen heran.

Den beschriebenen supernormativen Stimuli sollten wir mit höchster Aufmerksamkeit begegnen, denn sie schaffen es mittlerweile, in unser Innerstes vorzudringen. Hier vermögen sie unser Gehirn und unseren Körper im ureigenen Wollen und Können über eine List zu modulieren, die bereits in der griechischen Mythologie der Eroberung der Stadt Troja diente. Also alter Wein in neuen Schläuchen in einer sich rasant verändernden Umwelt. Lassen Sie uns die Strategie des Holzpferdes einmal näher beleuchten.

Die Strategien hinter den Belohnungsreizen – Trojaner in geheimer Mission

Wer kennt das nicht? Ein unachtsamer Klick auf neugierig machende Links, Dateien oder Programme unbekannter Herkunft, und schon bescheren einem eingeschmuggelte Trojaner unfreiwillige Lernerfahrungen der besonderen Art. Ziel der Schadsoftware in Form von Trojanern ist es, sensible und geheime Daten auszuspionieren oder in betrügerischer Absicht zu manipulieren. Um lange unerkannt zu bleiben, bedarf es einer guten Tarnung. Ihre ahnungslosen Opfer erfahren oftmals erst beim Auftreten von Kollateralschäden und dadurch viel zu spät von den eingeschleusten blinden Passagieren, die im Hinterhalt ihr Unwesen zu treiben versuchen.

Die Legende vom Trojanischen Pferd entstammt der griechischen Mythologie und beschreibt das Phänomen eines kriegerischen Angriffes unter dem Deckmantel von Harmlosigkeit, um unbemerkt in das sensible Innere seines Gegners vorzudringen. Heute lachen wir über die Dummheit der einstigen Bewohner

Trojas, die sich so an der Nase herumführen ließen. Die Legende des überdimensional großen Holzpferdes und seiner im Bauch versteckten Heerschar an Soldaten gerät schnell in Vergessenheit in Zeiten, in denen sich Nachrichten in Echtzeit um die Welt verbreiten, Kriege mit präzisionsgelenkten Waffen treffsicher über GPS-Koordinaten ins Herz selbst der größten Städte finden und wehrhafte Stadtmauern zu Hintergrundkulissen nicht mal historisch interessierter Influencer degenerieren.

Auch heute noch treiben Trojaner ihr Unwesen, allerdings mit hochadaptiver Textur und einer sich ständig verändernden Zutatenliste. Ähnlich dem changierenden Farbspiel eines Chamäleons passen sich dabei auch Trojaner ständig einer sich immer schneller verändernden Umwelt an. Sie überwinden dabei schon lange keine Mauern aus Stein mehr. Auch das Aushebeln von Firewalls lockt sie nicht mehr aus der Reserve. Heute ist die Überwindung humaner Grenzen ihr ultimatives Ziel, um in das vulnerabelste Innere ihrer Targets vorzudringen: die Steuervorgänge von Körper und Gehirn. Unter der Flagge von Belohnung unterziehen sich ihre Jünger dabei freiwillig einem chirurgischen Eingriff ohne Skalpell, der in vier Phasen verläuft:

Phase 1: »Ködern«

»Der Köder muss dem Fisch schmecken, nicht dem Angler!«

Wie beim Angeln wird der Köder geschickt vor die Sinne der Zielgruppe platziert. Mit einem Versprechen auf mühelose Belohnung, ganz ohne Reue, wird zuerst Aufmerksamkeit geweckt, um kurz darauf ein Verlangen auszulösen. Hilfreich dabei ist es, den aktuellen Ist-Zustand negativ und einen neu adjustierten Soll-Zustand positiv zu bewerten. Ist die Aufmerksamkeit erst einmal geweckt, kann ein beherztes Anbeißen erfolgen.

Ein guter Köder beinhaltet dabei eine Mixtur aus:

- großem Belohnungsversprechen

- hoher Verfügbarkeit (wenige Hürden)
- zeitnaher Belohnung (mundgerechte Portion zum sofortigen Genuss)
- Neuigkeit, Innovation, Bewegung (Aufmerksamkeit erweckend)

Ein guter Fischer kennt den Speiseplan und das Reaktionsverhalten seiner Fische, um sie an die Angel zu bekommen, und richtet sich in seinem Handeln strikt danach aus.

Phase 2: »Repetition«

»Wiederholung ist der Schlüssel zum Erfolg!«

Um bewusstes Entscheiden in unbewusstes Verlangen zu überführen, bedarf es der Ausbildung von neuen Gewohnheiten. Gewohnheiten sind über die Zeit hinweg automatisierte Muster eines speziellen Verhaltens. Wir alle kennen Tagesroutinen, die sich durch unzählige Wiederholungen eines Ablaufes in uns eingebrannt haben. Entstanden sind sie durch die Assoziation zwischen einer spezifischen Situation oder einem spezifischen Kontext und einer Handlung. Dabei spielt die geschickte Platzierung von Triggern eine Rolle, die als Auslöser fungieren. Trigger können eine Situation, ein Ort, eine Emotion, ein Duft, ein Geschmack, eine Melodie, ein Bild, ein Gegenstand sein, die dem Gehirn signalisieren, dass es Zeit ist, eine bestimmte Handlung auszuführen. Trigger und Handlung sollten repetitiv immer wieder zusammen ausgeführt werden.

Generell kann man sagen, je häufiger die Wiederholung, je konstanter die Reaktion auf den Trigger und je stärker eine Verknüpfung mit einer Belohnung stattfindet, desto höher ist die Chance zur Ausbildung einer Gewohnheit. Durch ständige Repetition verändern sich mit der Zeit neuronale Netzwerke und deren Stoffwechselvorgänge. Sind sie initial noch flüchtiger

Natur, gewinnen sie über die Zeit hinweg durch Vorgänge der Transkription an morphologischer Struktur, die sich wie eine Landkarte aus individuellen Trampelpfaden, Wegen, Bundesstraßen und Autobahnen über das Gehirn hinweg ausbreitet. Jeder Mensch entwickelt ein individuelles Muster an strukturellen Gewohnheitsbahnen. Diese ermöglichen im günstigsten Fall virtuosen Musikern, ohne Noten die komplexesten Musikstücke fehlerfrei vor dem Publikum abzuspulen, und glorreichen Sportlern, mit der exakt korrekten Bewegung zu Spitzenzeiten ins Ziel zu kommen. Für jemanden, der diese Gehirnregionen nicht trainiert hat, scheinen beide Fähigkeiten gleichermaßen wundersam. Im negativen Fall bahnen diese Repetitionen schlechte Gewohnheiten, die an selbstschädigende und kaum noch zu korrigierende Verhaltensweisen gekoppelt sind.

Phase 3: »Desensibilisierung«

»Mit der Zeit verblasst das Neue!«

Durch qualitativ und quantitativ veränderte Belohnungsreize wandelt sich über die Zeit hinweg die Empfindlichkeit der Sinne. Das ursprüngliche Ausgangsniveau wird durch die Anpassung an neue und stärkere Reize allmählich abgestumpft, weniger intensiv und weniger attraktiv wahrgenommen. Gleichzeitig etablieren sich neue und zunehmend intensivere Reize als das neue Normativ. Beispielsweise verliert Pornografie des immer gleichen Genres über die Zeit hinweg an Wirkung. Hatten wir zu Beginn noch ungeahnte orgastische Höhenflüge bei dem Betrachten von Softcore-Pornografie, in der Nacktheit, Erotik und sexuelle Anspielungen nur sanft und implizit angedeutet werden, so locken uns diese Videos mit der Zeit kaum noch aus der Reserve. Hat der Betrachter sich erst einmal auf sehr explizite und außergewöhnliche Handlungen und Praktiken oder sogar sexualisierte Gewalt und seltene Fetische eingeschossen, kann ein Gewöhnungseffekt eintreten. Ein weiteres Beispiel kommt aus der Ernährung: Der Geschmack einer selbst gemachten Tomatensoße, die einstig noch lecker war, konkurriert heute mit hoch verarbeiteten Soßen, die mit Kristallzucker, künstlichen Aromen und Geschmacksverstärkern angereichert unser Geschmackssystem völlig neu kalibrieren.

Phase 4: »Autopilot«

»Im Blindflug: die Entführung nach der Verführung!«

In dieser Phase nehmen unbewusste, intuitive und automatische Handlungen zu, die sich energiesparend von aufwendigeren bewussten Denk- und Entscheidungsprozessen abkoppeln. Diese durch innere oder äußere Trigger ausgelösten und über Repetition eingeübten Handlungen sind im Falle von stärkenden Ritualen und positiven Gewohnheiten hilfreich, da sie uns ermöglichen, ohne großen Energieaufwand quasi im Autopiloten intuitiv durch den Tag zu kommen. Vermutlich kennen Sie den Zustand einer monotonen Autofahrt auf der Autobahn bei wenig Verkehr. Nahezu unbewusst steuern und schalten wir, ohne dass uns dies ins Bewusstsein kommt, während unsere Gedanken zur Musik im Hintergrund ein Eigenleben zu führen scheinen. Kommt eine ungewohnte Situation, z. B. wenn plötzlich Nebel aufzieht, schaltet der innere Autopilot sofort ab, und wir treffen über langsamere und komplexere Denkprozesse die Entscheidungen, die außer der Norm fallende Umstände erforderlich machen.

Ähnlich sieht es bei schlechten Gewohnheiten aus, die sich über einen Konsum von Belohnungsreizen ebenso strukturell über Repetition im Gehirn verfestigen. Stellen sich im Rahmen der Desensibilisierung Probleme ein, so können wir zu Beginn noch steuernd eingreifen. Manifestieren sich aber schlechte Gewohnheiten über Jahre hinweg, so neigen sie dazu, unser Denken, Fühlen und Handeln zunehmend zu dominieren. Sie übernehmen mit der Zeit das Steuer, das sich für die Willenskraft so wie ein Blindflug mit Entführern im Cockpit anfühlt. »Ich bekomme xyz nicht mehr in den Griff« ist eine typische Formulierung von Betroffenen, die es nicht schaffen, schlechte Gewohnheiten trotz zunehmender Kollateralschäden mittels ihrer ureigenen Willenskraft noch zu ändern.

Ich möchte das Prinzip »Trojanisches Pferd« anhand von zwei auf den ersten Blick harmlosen Alltagsbeispielen erläutern: einmal im Bereich Essen und Trinken anhand der Aromaflasche *air up* und für den Bereich Sexualität anhand des »Womanizer Pleasure Air Saugvibrators« mit Orgasmus-Garantie. Beide haben es auf ihrem Siegeszug in unzählige Haushalte geschafft.

Die Sinne an der Nase herumgeführt oder wie man Wasser vergoldet!

Als »Methadon« für Softdrink-Lover verzaubert die Trinkflasche *air up* als ultimativer Biohack nicht nur die Sinne seiner Konsumenten, sondern auch deren Finanzströme dahin gehend, dass das Unternehmen jährlich steigende Umsätze in mittlerweile dreistelliger Millionenhöhe verzeichnen kann.

»Ködern«

Die neuartige Strohhalm-Aroma-Trinkflasche verbreitete sich vor ein paar Jahren in der Schulklasse meiner Tochter in Rekordgeschwindigkeit. Sie löste vor allem bei Kindern und Jugendlichen einen reflektorischen Hype des »Sofort-auch-haben-Wollens« aus. Kurz darauf schlugen sie in bester Bettlermanier und ausgestattet mit unwiderstehlich klingenden Kaufargumenten bei ihren Eltern auf, die das Münchener Erfolgs-Start-up gleich werbend mitlieferte: »*air up® ist so viel mehr als Wasser trinken. Es ist eine Revolution, die Wasser nur durch Duft einen völlig neuen Geschmack verleiht. Unsere Wissenschaft wird dein Gehirn verzaubern und begeistern zugleich.*«

Die Grundidee klingt zu schön, um wahr zu sein: Triviales Wasser kann über eine Art Zauberequipment in Form des *air up*-Starter-Kits in jede beliebige Geschmacksrichtung transformiert werden. Dazu werden flüchtige Aromastoffe über einen Strohhalm in den Mund-Nasen-Rachenraum geleitet, wo auf magische Weise aus Geruch Geschmack entsteht. Das unwiderstehliche Versprechen besteht aus purem Genuss (viele verschiedene Geschmacksrichtungen) ohne Reue (kein Zucker, keine Kalorien, keine Zusatzstoffe). Neue Anreize werden geschickt platziert, etwa mit einer an die Jahreszeit adaptierten Aromakollektion und ständig wechselnden und attraktiv klingenden Sorten wie Lychee-Rose oder Lavendel-Limonade in der Preisspanne von aktuell 4,99 €–8,99 € für gerade mal drei Aromaringe.

Bei näherer Betrachtung ist der physiologische Effekt der retronasalen Aromawahrnehmung keine wirkliche Innovation. Jeder weiß, dass Essen mit verstopfter Nase geschmacklos und fade schmeckt und uns schon allein beim Gedanken oder Geruch des Lieblingsessens, weit vor dem ersten Biss, das Wasser im Munde zusammenläuft. Des Weiteren wird der Ist-Wert negativ konnotiert (Wassertrinken ist unattraktiv) und ein imaginierter Soll-Wert adjustiert (dank Aroma-Pods wird Wassertrinken zum Genuss der Superlative). Die als Innovation platzierte Produktidee zieht nicht nur magisch die Aufmerksamkeit ihrer zukünftigen Konsumenten auf sich, sondern sie weckt ein neuartiges, fast schon unwiderstehliches Verlangen, es in bester Forschermanier à la »Jugend forscht« einmal selbst auszuprobieren. Über Kooperationen mit Influencern, Affiliate-Marketing, Werbung in einer breit angelegten Medienoffensive, Einschleusung des Produkts in das Portfolio großer Drogeriemärkte, unzähligen Berichten in Lifestyle-Blogs, Einkaufen von Marken-Botschaftern und Aufbau der Markenpräsenz in sozialen Medien wie Instagram wird der Köder nun vor den Augen der eher jüngeren Zielgruppen platziert. Dabei wird eine Vielzahl der Konsumenten zu neuen Markenbotschaftern, da die netzaffine Zielgruppe gerne ihre Erfahrungen im Netz mit anderen teilt.

»Repetition«

Das *air up*-Starter-Kit mit seinen mitgelieferten Aromaringen ist seither in Millionen von Haushalten eingezogen. Die Flasche funktioniert nur mit Aromaringen, die nach der Beduftung des Trinkwassers stetig nachgekauft werden müssen. Da das Sortiment ständig wechselt, müssen immer wieder neue trendige Aromageschmacksrichtungen her, auch um kompetitiv mit der Peergruppe mithalten zu können. Sehr hilfreich ist dabei die Entkopplung von Konsum (zumeist Kinder und Jugendliche) und Kaufverhalten (häufig Eltern), deren Einkaufsliste fortan Aromaringe als essenzielles Item listet. »Happy Kids, Happy Parents« ist die Devise. Wer möchte schon bei ausbleibender Lieferung den geballten Frust der Kids auf sich ziehen. Die Kaufargumente, die mit der Zeit nicht mehr hinterfragt werden, scheinen ja auf dem Tisch zu liegen.

»Desensibilisierung«

Auch wenn in den Aromaringen natürliche Aromen zum Einsatz kommen, handelt es sich hier um flüchtige hoch konzentrierte Stoffe, die zwar aus natürlichen Zutaten gewonnen werden, oftmals aber mit der eigentlichen auf der Verpackung stehenden Geschmacksrichtung nichts zu tun haben. Natürliches Aroma kann im Fall von Erdbeere auch aus Schimmelpilzkulturen und Holzspänen gewonnen werden, ohne dass eine einzige Erdbeere in den Prozess mit einbezogen wird. Die Gewöhnung an diese – unter welchen Bedingungen auch immer hergestellten – Aromen bewirkt eine neu adjustierte Geschmacks- und Geruchs-Sensorik, die natürliche und weniger konzentrierte Aromen von echten Lebensmitteln weniger attraktiv und fade schmecken lässt.

»Autopilot«

Einmal auf Aroma-Pods eingestellt, verlaufen Konsum- und Kaufgewohnheiten mit der Zeit immer autonomer. Immer weniger wird hinterfragt, was die Aromen im Gehirn und Körper der Konsumenten eigentlich bewirken und woher das Leck im Portemonnaie der Käufer kommt. Aromen bahnen sich ihren Weg in das Innerste unseres Köpers und transformieren dabei essenzielles »Brauchen« in unkritisches »Wollen« der Konsumenten, das nicht mehr weiter hinterfragt zu werden braucht. Der Versuch aufzuhören mag im Falle von *air up* noch gelingen. Bei einem langjährigen Konsum von aromatisierten Lebensmitteln werden Geschmacksnormative langfristig verschoben. Menschen, die an Übergewicht leiden, können davon ein Lied singen. Das Aroma-Geschmackserleben in Erinnerung gerufen oder durch Düfte oder Geschmack getriggert, löst bei ihnen reflektorische Essimpulse aus, die kaum zu stoppen sind.

Vulva-Empowerment oder die Transformation pulsierender Luft in feuchte Lust

Der moderne Frauenheld heutiger Zeiten ist weder aus Fleisch und Blut noch bedient er sich XY-chromosomal typischer Attribute. Er bezirzt Frauenvulven weltweit hochpotent mit Orgasmus-Garantie, und das völlig ohne Erektion. Während dadurch die mit fragiler Potenz bestückten Penisse des gemeinen Mannes zum Auslaufmodell zweiter Wahl degradieren, potenzieren sich die Gewinne seiner männlichen Erfinder und fusionsfreudigen Investoren, deren Umsätze in den monetären Orbit schießen.

»Ködern«

Das Sex-Toy »Womanizer« trat mit keiner geringeren Mission als »ORGASM IS A HUMAN RIGHT« an, um Frauen endgültig aus dem leidigen Kerker des »Orgasm-Gaps« zu befreien und, noch besser, um sie gleich darauf an den Männern vorbei in die Poleposition orgastischer Genüsse zu befördern. Das Credo für mehr Selbstliebe in bester »Do it yourself«-Manier lässt Frauen innerhalb kürzester Zeit »kommen«, und zwar wann, wo und wie oft sie wollen. Das neuartige Sex-Toy erlaubt orgastische Höhenflüge in vollständiger Autarkie, und dies je nach Funktionalität und Design für den bezahlbaren Preis zwischen 50 und 200 Euro. Positiver zusätzlicher Nebeneffekt ist, dass Sorgen in Bezug auf sexuell übertragbare Krankheiten, Blaseninfekte, Schwangerschaften, Spermaflecken in der Wäsche, ungeliebte Sexualpraktiken oder gar peinliche Potenzstörungen des Gegenübers sofortig entfallen. Der kleine gut aufgeladene Vibrationsfreund steht störungsfrei parat und überzeugt durch seine unbegrenzte und nebenwirkungsfreie Potenz, wie kein menschlicher Partner es je zu schaffen vermag.

Der Erfinder aus der bayerischen 4400-Seelen-Gemeinde Metten hatte im Jahr 2012 beim Umbau seiner Aquarium-Saugpumpe die mittlerweile patentierte »Pleasure Air Technology« erschaffen, über deren schnell schwingende Membran unzählige sensorische Vater-Pacini-Rezeptoren der Vulva in eruptive Ausnahmezustände katapultiert werden können. Der komplexe orgastische Reflex funktioniert hier ähnlich dem Nies- oder Hustenreflex: Bei ausreichender peripherer Stimulierung peitscht er die Frau gradewegs zum »Point of no Return« einer darauf folgenden unausweichlichen orgastischen Zwangsentladung – hatschi! Nicht mal supportives erotisches Kopfkino ist dafür noch erforderlich. Einmal an der Klitoris anpulsiert, können die Konsumentinnen zeitsparend nebenbei sogar noch Einkaufslisten schreiben oder komplizierte Rechenaufgaben lösen.

Die Zutatenliste aus Innovation und nebenwirkungsfreier Belohnungsgarantie der orgastischen Superlative war gesetzt, und die Produktion der Toys konnte im fernen China starten. Über die Verbreitung mit trendigen und provokativen Kampagnen in TV, Podcasts, Blogs, Printmedien und riesigen Plakaten wie »Scream your own name«, gesponserten Pseudo-Studien und deren Berichterstattung sowie zahlreich versendeten Womanizern an Influencer und mediale Key-Player, die im Anschluss darüber berichteten, wurde das Produkt am Markt extrem geschickt platziert. Über 20 Personen stark ist mittlerweile allein das Marketingteam. Wegsehen kaum noch möglich.

»Repetition«

Neutral verpackt, zog der Super-Verführer auf dem Postwege in die Nachttischschubladen und Handtaschen einer immer größer werdenden weiblichen Fangemeinde ein. Als kleiner Belohnungskick für zwischendurch, als Einschlafhilfe oder für den Orgasmus »to go« während der Mittagspause – Orgasmen waren ab sofort allseits schnörkellos und turboschnell abrufbar. Wie wir wissen, ist Wiederholung zur Ausbildung von ritualisierten Routinen wichtig. So lautete die Empfehlung des Herstellers in diversen sozialen Medien, den kleinen Freund in die Tagesroutine einzubauen. Der Mai wurde zum Masturbationsmonat ausgerufen, und dazu gab es gleich zahlreiche Empfehlungen für die täglichen Masturbationsszenarien: auf dem Sofa, in der Badewanne, auf der Toilette, vor dem Spiegel, in der Küche und natürlich in vielerlei Stellungen im Bett. So bahnt sich der Turbo-Stimulator seinen Weg zwischen die feuchten Vulva-Lippen seiner Konsumentinnen, die er fortan orgastisch autonom beglückt.

»Desensibilisierung«

Die mit 40 bis 70 Hertz auf die Vulva wirkenden Luftwellen des Womanizers konditionierten den komplexen orgastischen Reflexbogen auf ein neues Supernormativ des schnörkellosen peripheren Orgasmus in Rekordzeit. Dabei verblasst die sexuelle Ansprechbarkeit auf altmodische Handarbeit, und auch der Zungenschlag des begnadetsten Cunnilingus-Helden mit 3 bis 5 Hertz wirkt ein wenig untermotorisiert, ganz zu schweigen von den Bemühungen echter Penisse, die bei der vaginalen Penetration treffsicher das Epizentrum der Lust zu 100 % verfehlen. Partnerschaftlicher Sex degradiert über die Zeit hinweg auf Platz 2 sinnlicher Freuden. Immer häufiger ist der vibrierende Hausfreund nun auch beim Paar-Sex mit an Bord. In Form eines flotten Dreiers sorgt er für einen erfolgreichen weiblichen Abschluss, ohne dass dem Partner dabei die Puste und Geduld ausgehen. So lustvoll und autonom unterwegs, fällt den Konsumenten kaum auf, wie die rezeptive Ansprechbarkeit für natürliche partnerschaftliche Reize über Toleranzentwicklung abnimmt.

»Autopilot«

Die vielen repetitiven Schleifen ekstatischer Freude mit dem kleinen Vibrationsfreund autonomer Lust konditioniert die Art und Weise, wie Sex in den unbewussten Tiefen unseres Triebzentrums abgespeichert wird. Für einen Orgasmus braucht es nur noch ungestörte »Me-Time« und einen gut geladenen Akku. Die Fragen, warum es mehrerer Orgasmen am Tag bedarf, wie sich dadurch partnerschaftlicher Sex verändert und ob ein jederzeit herstellbarer Orgasmus aus der Retorte pulsierender Hightech-Sexindustrie quantitativ und qualitativ auf das Niveau eines Burgers von einer angesagten Fast-Food-Kette rutscht, kommen in Zeiten der Selbstliebe und des Vulva-Empowerments kaum noch auf, denn der nächste Belohnungskick steht ja bereits vor der Tür.

Viele Innovationen bereichern unser Leben, andere lösen ihr Versprechen langfristig nicht ein. Auch reagieren wir auf supernormative Stimuli durchaus unterschiedlich. Die *air up*-Aromaflasche wäre für Personen, die vorwiegend Süßgetränke trinken, ein durchaus denkbarer Zwischenschritt hin zu einem gesundheitsbewussteren Leben. Der Womanizer wäre für Personen, die sexuell schwer erregbar sind, die ihre Sexualität in Eigenregie erforschen, oder für Paare, die sich mehr experimentelle Varianz wünschen, eine durchaus vorstellbare Bereicherung. Es geht mir bei den Beispielen auch nicht um eine Verurteilung von Innovationen, sondern vielmehr um eine achtsame Reflexion der innovativen Dinge, mit denen wir uns heute umgeben. Achtsam sollten wir werden, wenn wir das Gefühl haben abzustumpfen und es nicht mehr schaffen, trotz negativer Effekte aufzuhören.

Lassen Sie uns deswegen im nächsten Kapitel einen Blick in den Aufbau und die Funktionsweise des menschlichen Nervensystems werfen, um zu verstehen, wie supernormative Stimuli der Belohnung unseren Gehirnstoffwechsel kapern und ihn in eine kognitive Dysbalance zwischen Steuerung und Belohnung bringen können. Als Neurologin ist mir bewusst, dass das Nervensystem äußerst komplex und vielschichtig und über weite Strecken noch nicht ausreichend erforscht und verstanden ist. Mir geht es hier jedoch um die Vermittlung eines Basis-Knowhows, das ein Kompromiss aus einer Fülle an unüberschaubaren neurowissenschaftlichen Erkenntnissen und einer der Verständlichkeit geschuldeten Reduktion ist. Also keine Sorge, Sie müssen kein Arzt oder Neurowissenschaftler sein, um den roten Faden im Blick zu behalten und die neurologischen Basics zu verstehen, die Ihnen helfen können, achtsamer auf Belohnungsreize zu schauen.

3 Das Gehirn und seine Funktionsweise

Das Gehirn und seine Bausteine

Das Zentralnervensystem (ZNS) besteht aus dem Gehirn und dem Rückenmark. Beide sind äußerst vulnerabel und deshalb schützend vom Knochen des Schädels und der Wirbelsäule umgeben. Hauptbestandteil des Zentralen Nervensystems sind die Nervenzellen (*Neurone*). In der grauen Substanz liegen die Zellkörper mit ihren vielfältig verzweigten kurzen Verästelungen (*Dendriten*), die dem Empfang von Informationen dienen. Graue Hirnsubstanz findet man in der äußeren Schicht des evolutionär neueren und hoch entwickelten stark gefalteten Großhirns (*Neokortex*) und in älteren inselförmigen Zellansammlungen unterhalb der Großhirnrinde (*Basalganglien*). Der sendende Fortsatz der Nervenzelle heißt *Axon*, und dieser kann bis zu einem Meter lang sein. Umgeben ist er von weißen *Myelin-Scheiden*, die der Isolierung des Axons und damit einer schnelleren Fortleitung von elektrischen Signalen dienen. Ein einzelnes Neuron kann über Verbindungsstellen (*Synapsen*) mit Tausenden anderen Neuronen kommunikativ in Verbindung stehen. Wir haben es hier mit einem hoch vernetzten Schaltnetzwerk zu tun, das uns ermöglicht zu denken, zu handeln, zu fühlen und unsere Umwelt sinnlich eingebettet wahrzunehmen. In den Synapsen werden Botenstoffe (*Neurotransmitter*) wie etwa Dopamin oder Serotonin ausgeschüttet. Durch sie wird das elektrische Signal des Axons in ein chemisches Signal innerhalb der Synapse verwandelt. Die Neurotransmitter lagern sich an die Rezeptoren der Nachbarzelle an und führen dort zu einer Aktivierung oder Hemmung in der Informationsweitergabe. Jede Sekunde werden Billiarden hemmender und verstärkender Signale verarbeitet, die in hochkomplexen neuronalen Prozessen unser Denken, Handeln und Fühlen ermöglichen. Wenn Botenstoffe ganze Nervengruppen beeinflussen, so sprechen wir von *Neuromodulatoren*.

Die »*Hardware*« des Gehirns besteht ab Geburt aus circa einhundert Milliarden Neuronen. Im Laufe des Lebens verlieren wir Hirnsubstanz durch Alterungsprozesse, vaskuläre und neurodegenerative Erkrankungen, Traumata, Raumforderungen und/oder toxische Einflüsse. Das Gehirngewicht beträgt bei der Geburt nur ein Viertel des Gewichtes von einem Erwachsenengehirn. Die Gewichts- und Größenzunahme des Gehirns beruht besonders auf der enormen Zunahme an Verbindungen der Neurone untereinander und der fortschreitenden Myelinisierung der Axone, damit eine schnellere Leitung der Nerven erfolgen kann. Innerhalb des Zentralen Nervensystems gibt es grau-rosa und weiße Bereiche, die bereits makroskopisch mit bloßem Auge zu unterscheiden sind und auch in den Schichtbildern bildgebender Verfahren wie der Kernspinntomografie gut abgrenzbar darzustellen sind. Die graue Substanz besteht vorwiegend aus den dunkler gefärbten Zellkörpern der Neurone, die sich einerseits in entwicklungsgeschichtlich neueren Gehirnbereichen (Neo-Kortex) direkt an der Oberfläche der Großhirnrinde und andererseits inselförmig eingebettet von den weißen myelinisierten Nervenstreifen in darunter liegenden älteren Hirnbereichen (Paleo-Kortex) befinden.

Die »*Software*« des Gehirns stellt die Art und Weise dar, wie die Vernetzung der Neurone untereinander verläuft. Diese hängt ganz entscheidend davon ab, wie wir die Hardware bespielen. Mit zwei Jahren haben Kleinkinder bereits so viele Synapsen wie ein erwachsener Mensch und mit drei Jahren sogar doppelt so viele. Die unglaublich große Zahl an Synapsen und neu entstehenden Verbindungen der Neurone untereinander bewirkt eine enorme Anpassungs- und Lernfähigkeit im Kindesalter, wie nie wieder im ganzen Leben. Je jünger wir sind, umso mehr gleicht das Gehirn dabei einer neuronalen Blaupause, die noch einfach beschrieben werden kann. Und je nachdem, womit wir das Gehirn füttern, verändert es sich neuroplastisch mit den Anforderungen und Aufgaben, vor die es gestellt wird. Kinder beschreiben ihre Programme durch Spielen, Nachahmung und manuelles Begreifen ihrer Umwelt im wahrsten Sinne des Wortes. Sie brauchen viele sinnliche direkte Aktivierungen, auch in einer dreidimensionalen Dimension, die ein Smartphone und Tablet nicht mitliefern kann. Während sie so vor sich hin plappern, formieren sich neuronale Vernetzungen, die ihnen ermöglichen, intuitiv Sprachen in Rekordzeiten, Musikinstrumente im Handumdrehen und Sportarten ohne Mühe zu erlernen.

Die Seilschaften des Gehirns

Als *Neuroplastizität* wird das Phänomen der Adaptation und dynamischen Verwandlungsfähigkeit eines hochkomplexen Gehirns bezeichnet. Sie ist zwar bis ins hohe Alter möglich, allerdings mit wesentlich mehr Aufwand verbunden als noch in jungen Jahren. Durch repetitive neue Erfahrungen und Lernvorgänge bilden die Neurone, die gemeinsam aktiviert werden, über die Zeit hinweg komplexe Seilschaften aus.

Die *hebbsche Regel*, benannt nach dem kanadischen Wissenschaftler Donald Hebb, besagt:

»*Neurons that fire together, wire together.*«

Dies bedeutet: Je häufiger und intensiver bestimmte Neurone gemeinsam aktiviert werden, umso stärker und breiter wird deren Vernetzung. Sind es am Anfang noch kleine, schmale Trampelpfade, so können die Verbindungen über die Zeit hinweg zu Wegen, Straßen bis hin zu Autobahnen in unserer Gehirnlandkarte ausgebaut werden.

An einem einfachen Beispiel aus dem Alltag lässt sich dies erklären. Die neutrale Farbe Rot dient auf Ampeln und Verkehrsschildern als Warnfarbe, und wir assoziieren mit ihr »Stopp« oder »Achtung«. Durch die gleichzeitige Aktivierung von »Rot«-Neuronen mit »Stopp«-Neuronen springen diese Nervenbahnen über die Zeit hinweg immer leichter zusammen an. Vereinfacht ausgedrückt kann man sagen: Nervenzelle A (für Rot) wird besser darin, Nervenzelle B (für Stopp) zu aktivieren, indem sich die Synapsen miteinander intensiv vernetzen. Eltern wiederholen »Rot« und »Stopp« an der Ampel mantraartig, bis ihre Kinder es verinnerlicht haben, da diese Kombination ihr Leben im komplexen Straßenverkehr sichert.

Komplexe Verbindungen, die immer wieder zusammen aktiviert werden, führen zu *Gewohnheiten*, die mit der Zeit immer autonomer verlaufen, je länger sie bestehen. Unsere Morgenroutinen setzen sich aus solchen Gewohnheiten zusammen, die wir kaum noch hinterfragen. Jeder von uns hat seine eigenen Routinen, was genau er wann zu welcher Zeit macht: Wecker klingelt, Toilettengang, Wasserkocher starten, Smartphone checken, duschen, eincremen, Kinder wecken, Frühstück vorbereiten, Radio anstellen, Zeitung lesen, Zähne putzen etc. Viele dieser Gewohnheiten helfen uns, den Alltag einfacher zu bewältigen, da sie sich bewährt haben. Gewohnheiten zu durchbrechen kann eine ganz schön schwierige Angelegenheit sein, da wir gegen unsere antrainierten Seilschaften im Gehirn arbeiten müssen. Diese Seilschaften tauchen besonders bei dem Versuch, schlechte Gewohnheiten zu beenden, mit Vehemenz in Erscheinung und damit auch in unser Bewusstsein. Der Raucher, der versucht, Nichtraucher zu werden, bemerkt auf einmal, dass sich Seilschaften zwischen der Zigarette und einer Tasse Kaffee, der kurzen Pause auf dem Balkon, dem Gang aus der Kantine nach dem Mittagessen, der Autofahrt usw. gebildet haben, die unbewusst den Rauchreflex triggern. Auch wenn die nachlassende Nikotinwirkung in den ersten Tagen Probleme bereitet, entscheidet der ins Bewusstsein gebrachte Umgang mit diesen ausgebildeten dysfunktionalen Seilschaften, die umstrukturiert werden müssen, über erfolgreiche oder unbrauchbare Abstinenzversuche. Der Abstinenzversuch erfordert harte Arbeit, hochgradige Fokussierungsfähigkeit und einen damit verbundenen extrem starken Willen, um Gewohnheitsmuster nachhaltig zu verändern, die bereits im triebhaften Unbewussten morphologisch Einzug ins Gehirn gehalten haben.

Eltern können diese Seilschaften nutzen, um das Verhalten ihrer Kinder positiv zu stärken. Wenn ich etwa möchte, dass die Kinder die Schuhe in den Schuhschrank stellen, dann sollte ich die Begriffe »Schuhe« und »Schuhschrank« gemeinsam verwenden, anstatt in die Aufforderung das Problem mit einzuweben und zu sagen: »Lasst die Schuhe nicht immer im Flur rumstehen!« Versuchen Sie es mal mit: »Räumt die Schuhe bitte immer in den Schuhschrank ein!« Ein ganz simpler Trick, der über die Zeit hinweg auch bis in Kindergehirne vordringt, die sich ja bekanntlich viel schneller vernetzen und damit umbauen lassen als unsere eigenen.

Ältere Menschen nutzen dagegen bevorzugt die bei ihnen breit ausgetretenen Autobahnen lebenslanger Gebrauchs- und Gewöhnungsvorgänge des Gehirns, die sie in Routinen niedrigenergetisch und mühelos durch den Alltag manövrieren lassen. Kommen auf sie spontane Veränderungen zu, die Lernen und adaptives Verhalten erfordern, kommen die älteren Herrschaften in äußerste Not und stehen schnell vor unüberbrückbaren

Schwierigkeiten. So fuhr meine Mutter im Alter von über 80 Jahren ausschließlich bekannte Wege von unserem Dorf in die Nachbarstadt, und dies sehr sicher, während sie die Verkehrsführung unbekannter Straßen einer Großstadt total verunsichert hätte. Im Alter koppeln wir neue Lerninhalte an bereits bestehende Nervenbahnstraßen, ein Prozess, der überaus anstrengend ist. Hierzu verwenden wir gerne Eselsbrücken, die mühevoll und mit sehr vielen Wiederholungsdurchgängen hart erarbeitet werden müssen. Neue Wörter einer unbekannten Sprache werden so an bekannte Worte gekoppelt, die uns in Gedankenstraßen zu dem neuen Wort leiten, nach dem Motto: Es hört sich so an wie xyz, also muss ich nur an xyz denken, und schon habe ich eine Assoziation, um das neue zu lernende Wort aufzurufen. Dies ist auch der Grund, warum Kinder mit ihrem hochadaptiven und stark vernetzten Gehirn ihren Eltern in schnellen Denk- und Merkfähigkeitsaufgaben deutlich überlegen sind und dadurch regelmäßig beim »Memory«-Spiel gewinnen.

Ungebrauchte Nervenverbindungen bauen sich im Alter allmählich ab. Im Prinzip kann man sich das Gehirn wie einen Muskel vorstellen, der ständig bewegt und mit Inhalten gefüttert werden möchte. Die Gehirnrepräsentanz eines Schauspielers oder Philosophen unterscheidet sich von dem Gehirn eines Zahnarztes oder Goldschmiedes signifikant. Übung macht den Meister! Die repetitive Programmierung des Gehirns ist allerdings auch die Eintrittspforte von schlechten Gewohnheiten, die über Belohnungsreize angefüttert zu ernsten Problemen auswachsen können.

Die zwei Gegenspieler im Gehirn

In Bezug auf Belohnungsreize hat das Zentrale Nervensystem zwei Gegenspieler: zum einen das an evolutionäre Erfolgsrezepte zur Abwendung von Mangel und Gefahr ausgerichtete *Belohnungssystem*, zum anderen den steuernden und kontrollierenden *Präfrontalen Kortex*. Beide Strukturen sind eng verwoben mit den anatomisch nicht komplett abzugrenzenden und teilweise überlappenden Gebieten des *Limbischen Systems*, auf das sie hemmenden Einfluss nehmen. Dies spielt eine wichtige und komplexe Rolle in der Verarbeitung von Emotionen, der Gedächtnisbildung, der Motivation, beim Lernen und in komplexen sozialen Interaktionen.

Die hemmende Denkfabrik – der Präfrontale Kortex

Wenn von »Denkerstirn«, »grauen Zellen«, »Kognition« oder »Ratio« die Rede ist, dann ist damit der direkt hinter der Stirn sitzende Teil des Großhirns gemeint, der im Fachjargon Präfrontaler Kortex genannt wird. Als »Chef im Ring« ist er unsere Steuerungszentrale, die für abstrakte, rationale und steuernde Denkinhalte zuständig ist. Er ermöglicht uns zielgerichtet die Planung, Durchführung und Kontrolle von komplexen Tätigkeiten, die Einordnung und Bewertung von Informationen und er lenkt vernunftgesteuerte Entscheidungen längerfristiger Natur. Wenn man die von Sigmund Freud, dem Begründer der Psychoanalyse, postulierten drei Instanzen »Ich«, »Über-Ich« und »Es« den Gehirnregionen zuordnen würde, dann wären Identität, Reflexion und Selbstbildnis (»Ich«) und Moral, Gewissen und Selbstkritik (»Über-Ich«) dem Präfrontalen Kortex zuzuordnen. Der Botenstoff Dopamin spielt eine wichtige Rolle in einer Nervenverbindung vom Mittelhirn (Mesencephalon) zum Präfrontalen Kortex, die entsprechend der anatomischen Verbindung das »Mesokortikale Dopamin-System« genannt wird.

Der Präfrontale Kortex ist des Anglers ärgster Feind, da er durch seinen hemmenden Einfluss auf das Belohnungssystem für Belohnungsaufschub, Impuls- und Emotionskontrolle sorgt. Er versetzt uns in die Lage, Belohnungsköder als solche zu erkennen, und er ermöglicht uns, die hinter ihnen versteckten Haken sorgfältig zu analysieren, um sie achtsam und bewusst zu umgehen. Er ist metaphorisch die Bremse im System oder anders ausgedrückt der Dompteur des nimmersatten Krümelmonsters, das im Belohnungssystem wohnt. Dadurch können wir im Eifer des Gefechts Tempo herausnehmen und die Faust in der Tasche lassen. Er ermöglicht uns maßvollen Genuss, indem er uns rechtzeitig die Hand aus der Chipstüte ziehen lässt, bevor ihr Inhalt komplett aufgegessen ist. Auf langen Autofahrten sorgt er für gesunde Snacks, sodass die Versuchungen von Fast-Food-Ketten mit ihren werbenden Schildern umgangen werden können. Er dient auch der Unterdrückung von sexuellen Impulsen, die einen z. B. den Blick rechtzeitig von einem sehr attraktiven Gegenüber abwenden oder im beruflichen Kontext sexuelle Anspielungen oder Übergriffe vermeiden lässt, die ein geordnetes Arbeitsverhältnis tiefgreifend erschüttern würden oder im schlimmsten Falle sogar zu strafrechtlichen Konsequenzen führen können.

Eine verminderte Exekutivfunktion des Gehirns finden wir bei neurologischen Erkrankungen, die mit einer Schädigung des Frontalhirns einhergehen, z. B. im Rahmen von Unfällen, Tumoren, Schlaganfällen oder demenziellen und vaskulären Abbauprozessen. Patienten mit einem Frontalhirnschaden verhalten sich, abhängig von der genauen Lokalisation und der Größe des Defektes, deutlich impulsiver und risikofreudiger. Zudem finden sich oftmals Funktionseinbußen im Gedächtnis, der Konzentration und der Aufmerksamkeit sowie Veränderungen der Persönlichkeit (Pirau L., 2023). Aber auch bei Suchterkrankungen und ADHS zeigen sich Einschränkungen in der Exekutivfunktion des Gehirns.

Das enthemmende Belohnungssystem – der Nucleus Accumbens

Das Belohnungssystem ist ein komplexes neuronales Netzwerk, das in seinen anatomischen Strukturen eher in den entwicklungsgeschichtlich älteren Teilen unterhalb der Großhirnrinde liegt. Es spielt eine wesentliche Rolle bei der Bewertung von Belohnung, der Motivation, der Regulierung von Emotionen, der Erinnerung und dem Lernen. Das Belohnungssystem hat eine Schlüsselfunktion in der Entstehung von Abhängigkeiten, die immer auch repetitiv an Belohnungsreize gekoppelt sind.

Sein »Herzstück« ist der Nucleus Accumbens, der im Volksmund auch »Lustzentrum« genannt wird. Er besteht aus zwei 1–2 Kubikzentimeter großen Arealen, die nur wenige Zentimeter unterhalb und hinter der Augenhöhle liegen. Anatomisch gesehen gehört der Nucleus Accumbens zu den Basalganglien und ist dort Teil des Corpus Striatum (Streifenkörper), der seinen Namen aufgrund seiner anatomisch sichtbaren Streifen erhielt und eine Schlüsselfunktion bei der Motorik und Bewegungskoordination spielt. In dem nicht invasiven bildgebenden Verfahren der funktionalen Magnetresonanztomografie kann über die Analyse von Blutfluss und Sauerstoffgehalt das Aktivitätsniveau anatomischer Hirnregionen optisch dargestellt werden. Der Nucleus Accumbens leuchtet hier bei der Erwartung von Belohnung und beim Erleben von Lust und Vergnügen auf. Er ist das Epizentrum angenehmer Gefühle, das wie Brausepulver im Kopf kribbelt und uns in höchst motivierende Fokussierung versetzt, der Nervenkitzel, den Kinder in freudiger Erwartung kurz vor der Bescherung zu Weihnachten, Schockverliebte bei der Sichtung des Objektes ihrer Begierde oder Spieler beim Einsatz hoher Summen im Roulette, kurz bevor die kreiselnde Kugel ihre endgültige Position erreicht, erleben. Er motiviert uns und verleiht uns Energie und Aktivität, um schnellstmöglich die Entfernung zwischen uns und der Belohnung zu verringern. Je nach Vorliebe kann das ein in Aussicht gestelltes flüchtiges erotisches Abenteuer, ein Stück Schwarzwälder Kirschtorte mit einer Extraportion Sahne, die teure und heiß ersehnte Luxushandtasche, der vibrierende Sound des aufheulenden Porschemotors oder der Sieg bei einem Videospiel sein. Vor allen Dingen neue, neugierig machende und schnell verfügbare Belohnungsreize wirken wie ein Wake-up-Call auf den Nucleus Accumbens. Er agiert wie das Krümelmonster aus der Sesamstraße, das unentwegt und unersättlich nach Keksen ruft, egal wie viele es schon verspeist hat und egal wie dick der Bauch davon schon ist. Er versetzt uns in beste Feierlaune, als gäbe es kein Morgen danach. Er ist zugleich Verführer und Experimentator und lässt uns den Fuß auf dem Gaspedal im Rausch von Geschwindigkeit ganz weit nach unten drücken, frei nach dem Lied von Markus aus dem Jahr 1982 »Ich will Spaß, ich geb' Gas«. Sigmund Freud würde in seinen psychoanalytischen Überlegungen dem Nucleus Accumbens die lustgesteuerte »Es«-Funktion zuordnen, mit seinen charakteristischen Zügen, bestehend aus einer instinktiven Triebhaftigkeit, Impulsivität und dem unmittelbaren Bedürfnis nach sofortiger Befriedigung. Das »Es« agiert extrem schnell, oftmals unbewusst und klammert für Belohnung gerne auch mal soziale Normen und langfristige Konsequenzen aus.

Logischerweise ist der Nucleus Accumbens der Liebling eines jeden versierten Anglers, der das reflexartige, unbewusste und enthemmte Anschlagen des Nucleus Accumbens extrem zu schätzen weiß und deshalb die auf ihn adaptierten Köder direkt vor seiner Nase zu platzieren versucht. Im Hintergrund versenkt er seine Haken darin völlig unblutig ohne Skalpell, ohne Aufklärung und ohne Unterschrift zur Einwilligung.

Die Balance aus Steuerung und Belohnung

In der biografischen Zeitachse haben wir in der Exekutivfunktion des Gehirns eine steil ansteigende Kurve bis zu einem Peak im frühen Erwachsenenalter. Darauf folgt ein langjähriges Plateau, bevor im hohen Alter ein eher rasanter Abfall stattfindet. Je jünger die Kinder, umso impulsiver reagieren sie und umso weniger gelingt Belohnungsaufschub. Weshalb Lebensmittelläden ihre Süßigkeiten an der Kasse auf Augenhöhe der Kinder platzieren. Das konsumfördernde Kalkül geht auf, da nicht alle Eltern den reflexartigen und häufig lautstarken Wunsch-Wut-Äußerungen ihrer Zöglinge standhalten können.

In der Pubertät besteht eine Dysbalance der Frontalhirnreifung vorauseilenden Belohnungs-, Emotions- und Motivationssysteme. In einer Art regulativem »Durchgangssyndrom«, das mit sprießenden Pickeln, einer krächzend überschlagenden Stimme und Achterbahn fahrenden Emotionen einhergehen kann, wird die Eltern-Kind-Beziehung auf eine ernste Probe gestellt. Gerade noch »himmelhoch jauchzend«, kurz darauf »zu Tode betrübt«. Tragischerweise sorgt eine hohe Risikoaffinität bei gleichzeitig unausgereifter Impulskontrolle und mangelnder Fähigkeit zum Belohnungsaufschub dafür, dass Pubertierende und junge Erwachsene die Poleposition von Unfallstatistiken innehaben. Aber auch Dealer unterschiedlichster Schattierung scharen sich um die Teenager und jungen Heranwachsenden. Sie legen ihre Netze mit verheißungsvollen Versprechungen aus, um manipulativ das risikoaffine jugendliche Suchverhalten ihrer potenziellen Neukundschaft in ein manifestes Suchtverhalten umzutransformieren. Umso kritischer werte ich als Neurologin und Psychotherapeutin aktuell den Zustand, dass Kinder und Jugendliche in der vulnerablen Phase der Gehirnentwicklung mit virtuellen stärksten und für ihr Alter ungeeigneten Belohnungsreizen in nahezu unlimitierten Kontakt treten, sobald sie über ein Smartphone verfügen. Besonders Pornografie und Gewaltinhalte wirken hier extrem verstörend. Die Pubertät eignet sich ideal, um das Fundament von Abhängigkeiten zu gießen. Dies geschieht nicht nur bei stoffgebundenen Substanzen wie Alkohol, Nikotin oder Heroin, sondern auch über den frühzeitigen und haltlosen Konsum von zumeist virtuellen unlimitierten Belohnungsreizen, die zu zwanghaften und abhängigen Verhaltensstörungen führen können. Besonders digitale Inhalte hinken im Kinder- und Jugendschutz den im analogen Leben bereits getroffenen Schutzmaßnahmen hinterher. Bei all den Problemen und Gefahren, die mit der Pubertät einhergehen, birgt sie aber auch Chancen, die Eltern-Kind-Beziehung auf ein neues Niveau von Nähe und Distanz zu heben. Im besten Falle, um einen respektvollen Umgang auf Augenhöhe zu gewährleisten.

Bei älteren Menschen kann durch hirnorganische, vaskuläre Abbauprozesse, neurodegenerative Erkrankungen und eine kontinuierliche Abnahme der Neuroplastizität die Steuerungsfähigkeit des Gehirnes nachlassen. Dies kann sich in einer verminderten Steuerung von Emotionen bis hin zu einer Affektinkontinenz zeigen, in der Gefühle flüchtig zwischen Trauer und Freude wechseln können, die oftmals der Situation nicht angemessen sind. Auch können teilweise Triebimpulse mangelhaft gehemmt werden, sodass ungezügelter Appetit oder sexuelle Anspielungen jenseits der gesellschaftlichen Norm zu erheblichen Problemen führen. Bei dem gesunden Erwachsenen stehen die Systeme aus Belohnung und Steuerung in einem regulativen Wechselspiel zueinander. Phasen der Arbeit und eines passageren Belohnungsverzichtes wechseln sich mit Phasen von Genuss und Belohnung ab, die sich gegenseitig befruchten.

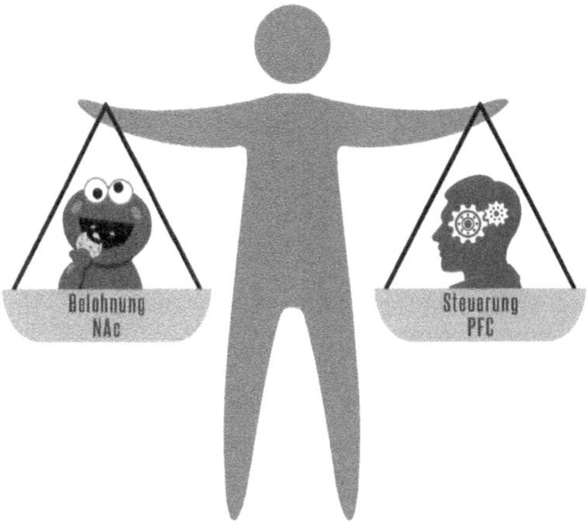

Der Präfrontale Kortex (PFC) wirkt hemmend und steuernd auf den Nucleus Accumbens (NAc) des Belohnungszentrums im Zentralen Nervensystem des Gehirns. Belohnung und Steuerung stehen in einem funktionalen und ausgeglichenen Verhältnis zueinander.

Die unbeschriebene Landkarte neuronaler Netzwerke

Alle Verbindungen neuronaler Netzwerke im Zentralen Nervensystem werden als »*Konnektom*« bezeichnet. Die Forschung dazu ist noch ein recht junger Zweig der Neurowissenschaften. Sie hat sich das Ziel gesetzt, neuronale Netzwerke weiter zu erforschen und zu kartieren, um darüber ein besseres Verständnis zu generieren, wie Denken, Fühlen und Handeln tatsächlich funktionieren. Bei circa 86 Milliarden Neuronen eines humanen Zentralen Nervensystems, die wiederum über circa 100 Billionen (10^{14}) Verbindungen (*Synapsen*) und mit über 100 verschiedenen Neurotransmittern mit anderen Neuronen in Verbindung stehen, und fünf Millionen Kilometer Nervenbahnen ist dies ein extrem ehrgeiziges und kaum lösbares Unterfangen. Ein ganzes humanes Gehirn darzustellen wäre vergleichbar mit der dreidimensionalen Analyse und Nachbildung von 7 Millionen Kilo Spaghetti, nur dass die Neurone im Gegensatz zu den Spaghetti noch wesentlich kompakter und dazu auch noch verzweigt sind. Forschern ist es 2019 erstmalig gelungen, mittels dreidimensionaler Elektronenmikroskopie und KI-gestützter Analyseverfahren das Konnektom eines winzigen Stücks (0,0000005 cm^3) des Gehirns einer Labormaus zu kartieren. 2023 gelang es erstmalig, das komplette Gehirn einer sechs Stunden alten Fliegenlarve zu analysieren, der bisher größten und vollständigen Hirnkartierung, für das ein Team aus Wissenschaftlern zwölf Jahre Arbeitszeit benötigte (Winding M., 2023). Verglichen mit der Kartierung der Welt in Google Maps oder Google Earth, stehen wir bei der Kartierung neuronaler Netzwerke ganz am Anfang. Vergleichbar wäre dazu die Aufzeichnung einer ersten Straße eines Dorfes in Bezug auf die gesamte Darstellung aller Straßen der Welt. Immerhin ein Anfang ist gemacht. Bei der aktuell rasanten Entwicklung und Anwendung von Künstlicher Intelligenz ist davon auszugehen, dass auch hier die hochspannenden Erkenntnisse in Zukunft schnell zunehmen werden.

Besonders interessant finde ich die Tatsache, dass nachgewiesen werden konnte, dass das menschliche Großhirn von einem zehnmal stärker hemmenden neuronalen Netzwerk durchzogen ist als das Großhirn von Mäusen (Loomba S., 2022). Hemmende Neurone scheinen bei Menschen eine besonders wichtige Funktion zu spielen im Unterschied zu den Tieren. Die Hypothese dazu ist, dass diese hemmenden Neurone eine längere Verweildauer von Sinneseindrücken und Informationen im Arbeitsspeicher des menschlichen Gehirns ermöglichen. Diese wiederum sind die Basis für höhere kognitive Vorgänge, die mit Steuerung, Belohnungsaufschub, Impuls- und Emotionskontrolle einhergehen.

Auch wenn das Gehirn noch nicht vollumfänglich analysiert

und hierzu nicht alle Fragen beantwortet sind, so arbeiten heute Forscher und Kliniker Hand in Hand, um der Funktionalität und Störanfälligkeit des Körpers aufgrund von Überforderung durch Belohnung auf die Spur zu kommen.

Betrachten wir das Gehirn auf seine Funktionen hin, so bleibt festzuhalten, dass der Präfrontale Kortex einen steuernden und hemmenden Einfluss auf ein Belohnungssystem ausübt, das gerne ungehemmt genießt und reflexartig auf unwiderstehlich anmutende Versuchungen reagiert. In den funktionalen Aspekten aus Hemmung und Enthemmung zweier anatomischer Gegenlager im Gehirn kommt dem Botenstoff Dopamin eine Schlüsselfunktion zu. Ein Botenstoff, der sowohl bei Abhängigkeiten als auch bei ADHS in Dysbalance gerät und den es lohnt, besser zu verstehen.

4 Dopamin verleiht Flügel

Licht aus, Spot an! Hier kommt Dopamin, der aktuell am heißesten diskutierte Stern am Himmel der Neurotransmitter. Biohacker und Selbstoptimierer haben Dopamin mittlerweile ins Zentrum ihrer Aufmerksamkeit gerückt. Das Motto dabei lautet: »Weniger ist mehr«. In einer Art kompetitivem virtuellen Austausch wetteifern und diskutieren Menschen bei dem sogenannten »Dopamin-Detox« über die Länge von Abstinenzzeiten und ihre individuellen oder gemeinschaftlich aufgestellten Rekorde, die es dann zu überbieten gilt. Klare Gedanken, gestählte Fokussierungsfähigkeit, vollumfängliche Achtsamkeit und ein damit verbundener höherer Grad an Selbstwirksamkeit und Steuerungsfähigkeit sind die Ziele dieser immer größer werdenden Fangemeinschaft. Im Kontrast dazu gibt es die eher belohnungsaffinen Hedonisten, die über die asketisch wirkenden Biohacker lästern. Sie verfolgen das Motto: »Carpe Diem! – Nutze den Tag!«, und sie lassen die Dopamin-Korken knallen, wann immer ihnen danach ist. Die kurze und knackige chemische Formel von Dopamin mit dem Statement »ALL YOU NEED IS DOPAMINE« findet sich mittlerweile auf einer Vielzahl von Männershirts, und sie ist auch naturwissenschaftlich unbegabten Volllaien bereits ein Begriff. Diskussionen über Dopamin füllen die Inhalte zahlreicher Podcasts, Posts in sozialen Medien und YouTube-Videos. Jeder scheint eine Meinung zu dem Trendthema zu haben. Oftmals tauscht man sich darüber mit anderen aus, die ebenfalls über laienhaftes Halbwissen verfügen und dazu neigen, Hypothesen als Wahrheiten zu formulieren. Je lauter, plakativer und radikaler Überzeugungen kundgetan werden, desto weniger fundiertes Fachwissen steckt in der Regel dahinter.

In den Diskussionen um Dopamin scheint sich die Menschheit in zwei Lager zu spalten, und zwar in die »Dopamin-Lover«, die Dopamin als Glückshormon für ekstatisches Hochgefühl feiern, und die »Dopamin-Hater«, die Dopamin als Unglückshormon verurteilen und gnadenlos bekämpfen.

Bei all den Spekulationen um diesen sagenhaften Botenstoff im Gehirn sind sich Forscher und Kliniker einig darüber, dass Dopamin als Neurotransmitter in der Tat eine Schlüsselfunktion bei mittlerweile gut erforschten Erkrankungen wie der Schüttellähmung (Morbus Parkinson) und bei neuartigen und noch nicht vollständig verstandenen Erkrankungen wie denen von Abhängigkeiten (auch den nicht stoffgebundenen Verhaltenssüchten) und ADHS spielt.

Dopamin wird aus den beiden essenziellen Aminosäuren Phenylalanin und Tyrosin im Gehirn und dem Nebennierenmark über die Zwischenstufe L-Dopa hergestellt. Aus Dopamin wiederum können Noradrenalin und Adrenalin hergestellt werden, die als Neurotransmitter Einfluss auf die Stimmung, die Aufmerksamkeit und den Schlaf-wach-Zyklus nehmen. Als Hormone aktivieren sie den Körper in Stress- und Gefahrensituationen, um sich in einen Flucht- oder Kampfmodus zu begeben. Biochemisch lässt sich Dopamin deshalb auch in die Gruppe der Stimulanzien einordnen, denn es versetzt den Körper in Aktion.

Als Neurotransmitter bindet Dopamin an fünf unterschiedlichen Rezeptoren, die je nach Typus stimulierend (D1, D5) und hemmend (D2, D3, D4) wirken. In den anatomisch hochkomplexen Strukturen des Körpers entfaltet Dopamin eine breite Palette an Wirkungen. Dopamin kommt im Zentralen Nervensystem vor und spielt im Körper im Magen-Darm-Trakt, dem Herz-Kreislauf-System, den Nieren und bei der Immunantwort eine Rolle.

Dopamin ist nicht nur ein Neurotransmitter, sondern auch ein Neuromodulator. In dieser Funktion aktiviert oder hemmt Dopamin nicht nur einzelne Nervenzellen, sondern vermag, wie ein Dirigent oder Choreograf, ganze neuronale Netzwerke modulierend zu beeinflussen. Dadurch verursacht Dopamin eine breit gefächerte Wirkung neuronaler Aktivitäten, die über einen längeren Zeitraum Einfluss auf die Stimmung, die Aufmerksamkeit, die Erinnerung und das Gedächtnis nehmen können. Neuromodulatoren und ihre Wirkung auf neuronale Netzwerke spielen eine große Rolle in der Regulierung des Verhaltens, der Emotionen und kognitiver Prozesse.

Im Zentralen Nervensystem gibt es vier morphologische Dopamin-Systeme:

1. **Das Belohnungssystem (Mesolimbisches System):**
   Es zieht vom Mittelhirn (ventrales Tegmentum) in das Zentrum des unterhalb des Großhirns liegenden Belohnungssystems (Nucleus Accumbens) und in das limbische System, wo insbesondere Belohnung, Motivation, Verlangen, Gedächtnis und damit im Zusammenhang stehende Emotionen aktiviert werden. Bei der Ausbildung von Abhängigkeiten (stoffgebundene und stoffungebundene) ist das Mesolimbische Dopamin-System immer mit von der Partie. Seine Aktivierung erfolgt mittels in Aussicht gestellter Belohnung und über ein Belohnungserleben.
2. **Das Steuerungssystem (Mesokortikales System):**
   Es zieht vom Mittelhirn in das steuernde Stirnhirn (Präfrontaler Kortex) und nimmt Einfluss auf die kognitive Verarbeitung, Steuerung, Aufmerksamkeit, Motivation, Erinnerung, das Lernen und eine damit im Zusammenhang stehende Impuls- und Emotionskontrolle. Beim Krankheitsbild von ADHS ist dieses dopaminerge System dysfunktional verändert. Die medikamentöse Therapie zielt auf eine Erhöhung

von Dopamin in diesem System durch unterschiedliche Mechanismen ab.

3. **Das Bewegungssystem (Nigrostriatales System):**
   Es zieht vom Mittelhirn (Substantia Nigra) in Zellgebiete unterhalb der Großhirnrinde. Seine Funktion ist die Kontrolle, Koordination und Feinabstimmung von Bewegungsabläufen. Es spielt u. a. eine prominente Rolle bei der neurodegenerativen Erkrankung des Morbus Parkinson. Hier sterben u. a. die Dopamin produzierenden Neurone der Substantia Nigra ab und ziehen Steifheit, Zittern, Haltungsinstabilität, verlangsamte Bewegung und reduzierte Mimik nach sich. Medikamentös erhalten die Patienten L-Dopa, das im Gehirn zu Dopamin umgewandelt werden kann.
4. **Das Hormonsystem (Tuberoinfundibuläres System):**
   Es zieht vom Zwischenhirn (Hypothalamus) zur Hirnanhangdrüse (Hypophyse) und reguliert hormonelle Vorgänge in der Fortpflanzung, dem Wachstum und dem Stoffwechsel.

Dopamin spielt in vielen weiteren neurologischen und psychiatrischen Erkrankungen eine Rolle, u. a. bei der Schizophrenie, bei Depressionen, Zwängen, Autismus-Spektrum-Störungen, dem Tourette-Syndrom, dem Restless-Legs-Syndrom und bei Chorea Huntington.

Drei Wege zur Aktivierung von Dopamin

Genuss kann, ohne Frage, unser aller Leben bereichern. Er versorgt uns mit guten Gefühlen und belohnt uns für die Mühen des Alltags. Ein Sonnenaufgang an einem schönen Tag in freier Natur, ein Treffen mit lieben Freunden, die Süße von frisch gepflückten Kirschen, die Wanderung an einem späten Herbsttag, das fertiggestellte selbst genähte Kleid, das erste Mal »Mama« und »Papa« aus dem Mund des eigenen Kindes hören. All diese Erlebnisse aktivieren auf natürliche Weise Dopamin in unserem Belohnungssystem. Dies war schon bei unseren Vorfahren so und hat sich bis heute nicht verändert.

Außer dieser natürlichen Art, Dopamin ins Fließen zu bringen, gibt es weitere Möglichkeiten, Dopamin im Gehirn zu aktivieren:

1. **Durch direkte Reizung mittels Elektroden:**
   Das historische Experiment dazu lieferten die US-Psychologen Olds und Milner im Jahre 1954 (Olds, 1954). Sie implementierten Elektroden in das Lustzentrum der Gehirne von Ratten, und die Ratten konnten diese Elektroden dann durch Knopfdruck nach Gusto stimulieren, was sie bis zu mehrere Tausend Mal pro Stunde über Tage hinweg taten. Die Tiere verzichteten auf Schlaf, Essen und Sex mit Artgenossen. Für den Lustkick überquerten sie selbst unter Strom stehende Metallgitter, um sich weiter zu stimulieren, bis sie letztendlich lustgetriggert verstarben.
   Heute dient die Implementation von Elektroden beim Menschen nicht der direkten Aktivierung von Dopamin, sondern als tiefe Gehirnstimulation der Aktivierung und Modulierung spezifischer Gehirnareale, um Krankheitssymptome zu lindern. Zum Einsatz kommt dieses invasive

Verfahren bei Erkrankungen wie dem Morbus Parkinson, starkem Zittern (essenzieller Tremor), unkontrollierten Bewegungen (Dystonie), Epilepsie, schweren Zwangserkrankungen oder Schmerzsyndromen, und zwar dann, wenn andere Therapieansätze keine ausreichende Linderung der Symptome zeigen.

2. **Extrinsisch durch Zufuhr von Substanzmitteln:**
Alkohol, Nikotin, Koffein, Beruhigungsmittel, Zucker, Cannabis, Ecstasy, Kokain, Heroin, LSD, Amphetamine und andere Stimulanzien bewirken allesamt eine stoffgebundene Dopaminausschüttung im Gehirn. Die Substanzen unterscheiden sich in ihren Wirkmechanismen, ihrer Intensität, ihren anatomischen Wirkorten und ihrer Spezifität darin, ob sie Dopamin nur selektiv oder auch andere Neurotransmitter erhöhen. So nimmt Heroin Einfluss auf die Endorphine Dopamin und Serotonin, was dem Konsumenten einen kurzfristigen Rausch, begleitet von Schmerzlinderung, Wohlbefinden bis Euphorie, hoher Aktivität und Glücksgefühlen, verschafft. Die Hauptwirkung von Kokain zielt auf Dopamin ab, dessen Wiederaufnahme dadurch im synaptischen Spalt gehemmt wird. Zudem zeigt Kokain eine Wirkung auf Serotonin und Noradrenalin. Alle auf das dopaminerge System wirkenden Substanzen lösen nach Zufuhr zeitnah eine für den Konsumenten erwünschte Veränderung in der Psyche und/oder dem Körper aus. Geradezu mühelos können über die Einnahme der Substanzen die gewünschten Erlebniszustände erreicht werden, die Konsumenten wacher, fokussierter, empathischer, euphorischer, schmerzfreier, entspannter, fröhlicher, mutiger usw. werden lassen. Das Suchtpotenzial und die damit einhergehenden negativen Effekte für die Person und deren Umfeld entscheiden dann, ob ein Stoff als legal oder illegal eingestuft wird, ob er eher als Genussmittel oder als Droge definiert wird

und ob er als Medikament einen therapeutischen Einsatz findet, wie z. B. betäubungsmittelrezeptpflichtige Stimulanzien im Rahmen der ADHS-Therapie. Heroin und Kokain werden wegen ihres hohen Abhängigkeitspotenzials und den daraus folgenden negativen Effekten zu Recht als illegale Drogen eingestuft. Sie machen nicht nur abhängig, sondern beeinflussen auch die Neuroplastizität des Zentralen Nervensystems negativ, was zu anhaltenden kognitiven und verhaltensbezogenen Defiziten führen kann (Kolb B., 2003). Koffein ist dagegen legal und ein gesellschaftlich akzeptiertes Genussmittel, das interessanterweise die Dichte an D2/D3-Dopaminrezeptoren im Belohnungssystem erhöht und damit den stimulierenden Dopamineffekt verstärken kann (Volkow N. D. & al., 2015).

3. **Intrinsisch durch Aktivierung über belohnungsassoziiertes Verhalten:** Bestimmte belohnungsassoziierte Verhaltensweisen, wie etwa der Gewinn bei einem Glücksspiel (Gambling), positive Zuwendung durch Likes (soziale Medien), Statuserhöhungen in einem Online-Strategiespiel (Gaming), ein Orgasmus (Pornografie) oder der Black-Friday-Superdeal (Shopping) können zu einem Dopaminanstieg im Belohnungssystem führen. Dieses Dopamin wird intrinsisch produziert, das heißt ohne externe Zufuhr von Substanzen. Das durch Verhalten ausgelöste positive Gefühl von Belohnung, Glück und die damit in Zusammenhang stehenden Rahmenbedingungen (Ort, Situation, Zeit, Sound, Geruch, Geschmack etc.) werden im Gehirn neuronal verknüpft, um so nachhaltig im Gedächtnis verankert zu bleiben. Später sind sie die Trigger, die dazu führen, dass die belohnungsassoziierten Reize zu einer Wiederholung eines spezifischen, mit der Belohnung assoziierten Verhaltens führen. Entsprechend der Hebbschen Regel stärken sich dabei die miteinander interagierenden Bahnen. Mit der Zeit entwickelt sich

ein Bypass, vorbei am steuernden Präfrontalen Kortex, der dadurch zunehmend an Einfluss verliert. Aus gelegentlichen Belohnungskicks entwickeln sich Gewohnheiten, die zu dysfunktionalen zwanghaften oder abhängigen Verhaltensweisen auswachsen können.

Die Wechselwirkung zwischen tonischem und phasischem Dopamin

Im Zentralen Nervensystem unterscheiden wir eine tonische (Dopamin-Baseline) von einer phasischen Dopaminfreisetzung.

Das *tonische Dopamin* ist die kontinuierliche und reizunabhängige Freisetzung von Dopamin im Gehirn, die völlig autonom erfolgt. Sie nimmt Einfluss auf unsere Stimmung und Aktivität. Ein hohes tonisches Dopamin, d. h. eine kräftigere kontinuierliche Ausschüttung, erhöht unser Wohlbefinden und Aktivitätslevel. Es lässt uns motivierter und aktiver durch den Tag gehen.

Das *phasische Dopamin* ist die wellenförmige und reizabhängige Freisetzung von Dopamin im Gehirn, die über die Grundlinie des tonischen Dopamins hinausgeht. In Aussicht gestellte und tatsächlich erlebte Belohnungsreize, sei es ein Stück Schokolade, ein Blick auf Instagram, eine Tasse Kaffee, eine Nachricht auf WhatsApp, ein Porno oder das nächste Level im Online-Gaming, setzen phasisches Dopamin frei. Besonders neuartige und supernormative starke Belohnungsreize gehen mit steileren und höheren Dopaminwellen einher.

Das tonische und das phasische Dopamin stehen in einem Wechselspiel zueinander, in dem das phasische Dopamin Einfluss auf die Höhe des tonischen Dopaminlevels nimmt. Während flache Dopaminwellen wenig Einfluss auf die tonische Dopamin-Baseline nehmen, können phasische steile und ständig anhaltende Dopaminpeaks zu einer kurz oder lang anhaltenden

Absenkung der Dopamin-Baseline führen. Dies kann mit einer Verschlechterung der Stimmung, mangelnder Motivation, vermindertem Antrieb, Prokrastination und reduzierter Aufmerksamkeit und Fokussierungsfähigkeit einhergehen.

In der medikamentösen ADHS-Therapie, die kurzfristig das Dopamin-Level vorwiegend im mesofrontalen Bereich erhöht, kennen wir diesen Effekt, der dort Rebound-Effekt genannt wird. Bei Ausklingen der Medikationswirkung kann eine kurzfristige Verschlechterung der Symptomatik entstehen. Konsumenten von Kokain erleben nach dem High eines durchfeierten Wochenendes den tagelang anhaltenden Kokain-Kater, der auch zu einer langfristigen Senkung der tonischen Dopamin-Baseline führen kann. Menschen, die über supernormative und allseits verfügbare Belohnungsreize auf phasischen Dopaminwellen reiten, erleben ohne die Anwesenheit von Belohnungsreizen ebenfalls eine Senkung des tonischen Dopaminlevels.

Im Bereich des Belohnungssystems wird Dopamin vor allem bei einer in Aussicht gestellten Belohnung aktiviert, deutlich weniger bei deren Genuss selbst. Es ist der Botenstoff des »Wollens« und nicht des »Habens«. Im positiven Sinne kann er uns in Belohnungserwartung motivieren und aktivieren, aber im negativen Sinne auch in eine umtriebige Unruhe und Rastlosigkeit (Craving) versetzen, die mit Genuss überhaupt nichts mehr zu tun hat.

Das Glücksgefühl, das Dopamin verspricht, hat wenig mit dem in sich ruhenden Glück eines meditierenden Zen-Buddhisten zu tun. Es ist eher das nervöse Glück des Fallschirmspringers kurz vor dem Abheben des Flugzeuges. Dopamin aktiviert die Suche nach Dingen, die außerhalb unseres Selbst liegen und die uns im Idealfall in Verzückung und Erregung zugleich versetzen. Dopamin lässt uns über uns selbst hinauswachsen. Es treibt uns an und liefert uns jede Menge Vorfreude und Energie, die uns in Erinnerung bleiben und uns motivieren, diese Belohnungsreize erneut aufzusuchen. Dopamin ist somit eine universelle Währung des Suchens nach Ressourcen außerhalb von uns selbst. Dopamin motiviert uns, zeitnah die Lücke zwischen einem belohnungsassoziierten Soll-Wert (imaginierter Wunschzustand) und einem darunter liegenden gefühlten Ist-Wert (gefühlter Mangelzustand) zu schließen. Ein Beispiel dazu:

Wir sehen eine Eisplakatwerbung, in der eine Frau ein Eis lasziv zu ihrem mit knallrotem Lippenstift geschminkten und durch ein Zungenpiercing geschmückten Mund führt. Darunter steht »Lust auf Eis?« (Köder). Das Bild weckt über eine sexuelle Konnotation und Signalfarben unsere Aufmerksamkeit. Zugleich aktiviert es die Vorstellung, wie es wohl wäre, wenn die Eiscreme köstlich und kühl unsere eigene Kehle hinunterlaufen würde (Soll-Wert). Gleichzeitig bemerken wir einen Hauch von Eis-Appetit und die erdrückende Hitze des Tages, die es abzustellen gilt (Ist-Wert). Wir werden aktiv. Schon bei der Vorstellung und dem darauffolgenden Gang zur Eisdiele spüren wir die Wirkung von Dopamin, die in uns Vorfreude auslöst. In der Eisdiele unseres Vertrauens angekommen, bekommen wir drei Kugeln Eis mit Sahne geschenkt, da wegen des 10-jährigen Bestehens jeder zehnte Gast nicht bezahlen muss. Was für ein Glück wir haben! (Positiver Belohnungsvoraussagefehler, auf den ich später näher eingehen werde.)

So gut sich die Wirkung von Dopamin im Belohnungssystem anfühlen kann, sie hat ein paar problematische Seiten:

1. **Dopamin kennt kein Limit:**
   Es fehlt ihm so etwas wie ein Aquastop-Ventil der Wasch- oder Spülmaschine zum Überlaufschutz. Als Liebhaber von »VIEL«, »MEHR« und »SOFORT« schlägt Dopamin zügellos zu, wann immer Belohnung in Aussicht gestellt wird. Die Frage: »Darf es noch ein bisschen mehr sein?«, beantwortet es ausnahmslos mit: »JA!« Geschickte »Angler« verstehen es, durch Köder das Dopamin im Belohnungssystem anzukurbeln. Es versetzt die Targets in Bewegung in Richtung Köder.

2. **Gewöhnung:**
   Der Körper reagiert mit einer Art Selbstschutzprogramm auf zu viel Dopamin im Belohnungssystem: Bei repetitivem Konsum eines konstant bleibenden starken Belohnungsreizes verringert sich über die Zeit hinweg die Dopaminwirkung im synaptischen Spalt. Bemerkbar macht sich dies durch Toleranzentwicklung und Dosissteigerung. Ein Beispiel dazu aus der Sexualität: Beim erstmaligen Ansehen von Pornografie reagiert unser Körper in der Regel stark auf die neuen Reize. Über die Zeit hinweg gewöhnen wir uns an Pornografie, und die sexuelle Erregbarkeit lässt nach. Neue oder stärkere Reize lösen dann die gewünschte Reaktion aus, die bei den gewohnten Reizen nicht mehr aktiviert wird. Besuchen wir ein Sternerestaurant, dann gräbt sich dieses einzigartige Erlebnis in unsere Erinnerung ein. Schon der Gruß aus der Küche mit den genialen Kreationen des Küchenchefs versetzt uns in Verzückung. Sind wir dort täglich zu Gast, gewöhnen wir uns selbst an die delikatesten kleinen Verführungen und die Art der kulinarischen Zubereitung und inszenierten Darreichung, sodass das Restaurant und das Essen zunehmend an Reiz verlieren. Am Ende wäre selbst die Currywurstbude an der Ecke ein angenehmer neuer Reiz, der uns aus eingefahrenen Bahnen zu leiten verspricht.
3. **Risikofreude:**
   Dopamin lässt uns mutig werden. Es mag den Kick von Neuigkeit, Aufregung und Abenteuer. Besonders im Stadium der Gewöhnung und der nachlassenden Dopaminwirkung nimmt die Risikofreude zu, die für einen kurzfristigen Vergnügungskick in Kauf genommen wird. Dabei werden langfristige Konsequenzen und moralische Prinzipien zunehmend ausgeblendet.

Dopamin und ADHS

Die Aufmerksamkeitsdefizit-Hyperaktivitätsstörung (ADHS) ist eine der häufigsten psychischen Störungen im Kindes- und Jugendalter, die oftmals auch im Erwachsenenalter fortbesteht. Sie geht mit einer Dysregulation im Neurotransmittersystem des Zentralen Nervensystems einher, die vorwiegend die Botenstoffe Dopamin und Noradrenalin betrifft. Als Folge davon findet sich eine Schwächung des Präfrontalen Kortex, der seiner vorwiegend hemmenden Aufsichtsfunktion auf das Mesolimbische Belohnungssystem nicht mehr ausreichend nachkommen kann.

Medikamentös wird ADHS mit Substanzen behandelt, die vorwiegend auf eine Erhöhung von Dopamin und dem ihm verwandten Noradrenalin im Zentralen Nervensystem durch unterschiedliche Wirkmechanismen zielen. Der bekannteste Vertreter davon ist das Methylphenidat, ein Stimulans, dessen Erfinder im Jahr 1944 das Medikament seiner Frau Marguerite (Spitzname Rita) verabreichte, um ihren niedrigen Blutdruck zu erhöhen. Das Methylphenidat erhöhte den Puls und den Blutdruck seiner Frau und verbesserte zugleich unerwartet ihre sportlichen Leistungen im Tennis. So bekam der Wirkstoff den Namen »Ritalin«. Das Medikament wurde bis 1971 wie Koffein eingestuft und war in deutschen Apotheken frei verkäuflich. Wegen seiner stimulierenden Wirkung auf den Kreislauf, aber auch auf die Psyche kam es als Aufputschmittel zum Einsatz.

Zufälligerweise fiel Kinderärzten seine paradoxerweise beruhigende Wirkung bei hyperaktiven und konzentrationsgestörten Kindern und Jugendlichen auf, die sich unter der Medikation deutlich besser konzentrieren konnten und ruhiger wurden. Waren früher die medikamentösen Verschreibungen auf das Kinder- und Jugendalter begrenzt, so stellten die Ärzte bald fest, dass mit Eintritt ins Erwachsenenalter die Symptomatik nicht aufhörte. So kam in Deutschland 2011 das erste Präparat (Medikinet Adult) auf den Markt, das eine Zulassung für eine Therapie bei Erwachsenen erhielt. Mittlerweile sitzt in fast jeder Klasse ein Kind, das mit einem Stimulans wegen ADHS behandelt wird. Im Jahr 2021 wurden beachtliche 57,7 Millionen Tagesdosen Methylphenidat von deutschen Ärzten verordnet (Statista, 2021). Hinzu kommen eine Vielzahl von Alternativpräparaten, wie der seit 2013 zugelassene Wirkstoff Lisdexamfetamin, ein Stimulans, das mit einem anderen Wirkmechanismus die Konzentration von Dopamin und Noradrenalin unabhängig von der Aktivierung der Nervenzelle für bis zu zwölf Stunden erhöht.

In meiner Praxis melden sich fast täglich Erwachsene, die bei sich selbst eine ADHS-Symptomatik vermuten. Aktuellen Diagnosekriterien zufolge muss die Symptomatik seit dem Kindesalter bestehen, auch wenn sie damals noch nicht diagnostiziert wurde. Dies ist dann anhand von Fremdanamnesen oder alten Zeugnissen zu verifizieren.

Die genaue Ursache dieses komplexen Krankheitsbildes ist aktuell noch nicht vollständig verstanden. Neben einer genetischen Disposition und einer neurobiologischen Störung des Neurotransmitterhaushaltes spielen auch Umweltfaktoren eine Rolle, die den Präfrontalen Kortex in seiner hemmenden Steuerungsaufgabe schwächen. Aus meinen klinischen Beobachtungen heraus habe ich den Verdacht, dass besonders der Konsum von kurzen, vorverdauten, ständig präsenten und immer stärker werdenden Belohnungshäppchen aus dem Internet dazu beiträgt, dass sich die Aufmerksamkeitsspanne der Menschen ständig weiter verkürzt. Die medikamentöse Therapie trägt dazu bei, dass Dopamin und Noradrenalin im Zentralen Nervensystem vorwiegend im Mesokortikalen Dopamin-System erhöht wird. Sinnbildlich werden Betroffenen dadurch medikamentöse Scheuklappen aufgesetzt, die ihnen ermöglichen, sich besser zu konzentrieren und zu steuern. Bei Betroffenen bin ich oftmals entsetzt über deren Medien- und Smartphone-Verhalten. Wenn ich auf der einen Seite versuche, die Aufmerksamkeit zu verbessern, darf ich mich auf der anderen Seite nicht ständig mit modernen Aufmerksamkeits-Fragmentierungsmechanismen der sozialen Medien und des Internets konfrontieren. Deshalb ist neben einer rein medikamentösen Therapie auch eine Verhaltenstherapie indiziert, damit die Patienten den Mehrwert der Medikation nicht durch Fehlverhalten aufs Spiel setzen. Ansonsten wäre es so, als würde ich einen Patienten mit Diabetes Mellitus Typ 2 völlig ohne Ernährungsberatung nur medikamentös einstellen. In beiden Fällen wäre es ein unproduktiver Versuch. Ähnlich wie wenn ich versuchen würde, ein Fass zu füllen, ohne das Loch zu stopfen. Alles sogleich gewonnen wie zerronnen!

Patienten mit ADHS haben ein deutlich erhöhtes Risiko für die Entwicklung von Abhängigkeiten. Beiden Erkrankungen gemein ist eine Dysregulation im Dopaminhaushalt, der letztendlich bei der Komplexität des Zentralen Nervensystems noch nicht vollständig verstanden wird. Die heute immer stärker werdenden und ubiquitär zur Verfügung stehenden Belohnungsreize führen zu einer Stärkung und Autonomisierung der Triebe und des Belohnungssystems auf der einen Seite. Auf der anderen Seite leiden wir zunehmend an »betreutem Denken«. Der Dauerkonsum von kurzweiligen und vorverdauten Unterhaltungs- und Wissenshäppchen im Default-Modus schwächt die Exekutivfunktion des Gehirns. ADHS und Abhängigkeiten sind die beiden Pole dieser Dysbalance im Zentralen Nervensystem.

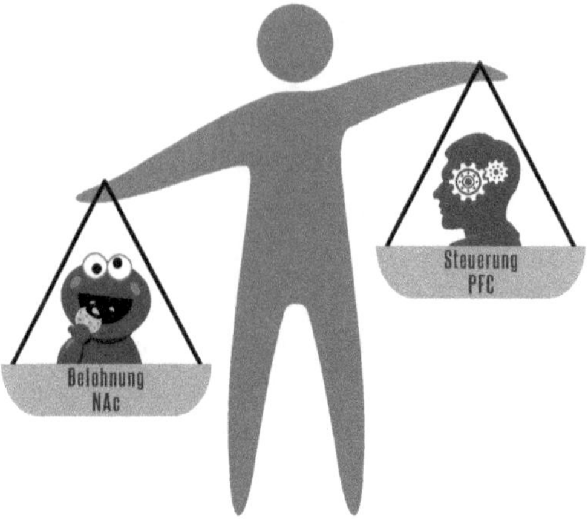

ADHS und Abhängigkeiten sind die zwei Pole, die aus einer Dysbalance dopaminerger Belohnungs- und Steuerungssysteme im Zentralen Nervensystem resultieren.

Lassen Sie uns im nächsten Kapitel einen Blick auf die immer autonomer agierende Seite der Triebe und des Belohnungssystems werfen, was im Extremfall in zwanghafte und abhängige Verhaltensweisen münden kann. Mit diesen Problemen hat eine immer größer werdende Zahl meiner Patienten zu kämpfen, daher lohnt es sich, sie zu verstehen.

5 Zwanghafte und abhängige Verhaltensweisen

Die Reise, in der aus angenehmen Belohnungsreizen und lieb gewonnenen Gewohnheiten plagende und sich zu verselbstständigen drohende zwanghafte oder abhängige Verhaltensweisen werden, braucht oftmals viele Jahre, um klinisch relevant in Erscheinung zu treten. Die Patienten meiner Praxis stellen lediglich die Spitze eines Eisberges dar, der sich chronisch über Jahre bis Jahrzehnte hinweg aufbaut. Meistens fängt es mit einem harmlosen Konsum von Belohnungsreizen an. Die nach Jahren auftretenden Symptome von Abstumpfung, Kontrollverlust und den damit im Zusammenhang stehenden unschönen Begleiterscheinungen sind am Ende mit dem harmlosen Beginn kaum noch in Verbindung zu bringen. Um dies zu verdeutlichen, nutze ich gerne eine Analogie aus der Biologie, denn Bilder sagen oftmals mehr als Worte, um sich die Entwicklung von Abhängigkeiten plastisch vor Augen zu führen.

Die Zecke und ihr Haken: Kleine Ursache – große Wirkung

Zecken lieben die blanke Haut von Tier und Mensch. Wenn die Temperaturen milder und die Tage länger werden, lauern die regungslosen Übeltäter im feuchten Gras und Gebüsch auf ihre ahnungslosen Opfer. Über feinste Bewegungs-, Temperatur- und Duftsensoren wittern die kleinen Multitalente ihre herannahenden Wirte, um sich bei kurzem Körperkontakt blitzschnell an ihnen anzuheften.

Mit ihren feinen Mundwerkzeugen verursachen sie minimale Läsionen an der Haut ihrer Opfer. So kommen sie an die oberflächlichen Kapillaren der Haut. Mit ihrem Speichel sondern sie gerinnungshemmende, antientzündliche und schmerzlindernde Stoffe ab, sodass ein kurzes unbemerktes Stechen und danach lang anhaltendes Saugen möglich sind. Einmal angedockt, pumpt sich der Winzling von ein bis zwei Millimetern bis auf das unglaubliche 20-Fache seiner ursprünglichen Köpergröße auf. Bei einem Menschen mit einem Gewicht von 80 Kilogramm wäre dies eine Gewichtszunahme auf 1600 Kilogramm innerhalb nur weniger Stunden bis Tage – kaum vorstellbar! Kugelrund und satt fällt die Zecke nach ihrer gigantischen Blutmahlzeit von dem Wirt ab, der den ungebetenen Gast häufig viel zu spät oder überhaupt nicht bemerkt. Da sich die Zecke eher an den unteren Extremitäten abarbeitet, fällt der zufällige Blick des Gegenübers früher auf den Eindringling als der des eigentlich Betroffenen. Nun wird nicht nur Blut in einer Einbahnstraße vom Wirt in Richtung Zecke abgesaugt, sondern wir haben es hier mit einer Art unschönem Gegenverkehr zu tun, der den Wirt mit gefährlichen Erregern in Kontakt bringen kann. Das Hauptproblem bei einem Zeckenstich ist nicht der minimale Blutverlust, sondern die Option auf eine ungewollte Übertragung schwerwiegender bakterieller und viraler Infektionen. Jeder Stich unterliegt dabei dem Zufallsprinzip, ob er völlig harmlos bleibt oder ob er kleinere oder größere Probleme beim Wirt auslöst. Auch wenn die Rate an infizierten Zecken in Süddeutschland höher als im Rest des Landes ist, so sehen wir der Zecke ihre Gefährlichkeit mit dem bloßen Auge nicht an. Die unschönen Überraschungen werden oftmals erst Wochen, Monate oder sogar Jahre nach dem Stich in Form von Borreliose oder Frühsommer-Meningoenzephalitis sichtbar. Dies sind dann Zeitpunkte, wo der einst harmlose Stich der Zecke nur noch schwerlich in den Kontext der Erkrankung zu bringen ist. Manche Menschen erkranken dabei so schwer, dass sie an den Folgen sterben, für andere ist die Erkrankung kaum spürbar. Zecken gehören in Europa zu den Krankheitsüberträgern Nummer eins und sind quasi das Pendant zu den Stechmücken tropischer Gebiete.

Folgende Parallelen gibt es dabei in Bezug auf die Entwicklung von zwanghaften und abhängigen Verhaltensweisen:

- So zahlreich wie Zecken im knietiefen Sommergras, lauern heute starke Belohnungsreize, die ihre Fühler nach unserer Gunst ausstrecken.
- Der Erstkontakt verläuft wie beim Zeckenstich im wahrsten Sinne des Wortes eher beiläufig, harmlos und schmerzfrei. Ähnlich ist der Erstkontakt mit supernormativen Belohnungsreizen, denen wir kaum Beachtung schenken, da sie unsere Lebensrealität und die der Menschen unserer unmittelbaren Umgebung routiniert durchweben.
- Das lang anhaltende Blutsaugen der Zecke kann mit dem kontinuierlichen und oftmals unbemerkten Abgang von wichtigen Ressourcen verglichen werden. Ich denke hier einerseits an monetäre, aber auch an zeitliche Ressourcen, die Betroffenen oftmals manipulativ und unbemerkt aus der Tasche gezogen werden.
  Ähnlich der Zecke, die von Außenstehenden häufiger gesehen wird als vom Wirt selbst, nehmen Personen mit aus dem Ruder laufenden zwanghaften oder abhängigen Verhaltensweisen ihre eigenen Probleme kaum oder erst sehr spät wahr. Sie entwickeln eine Art Blindheit für problematische Themen in eigener Sache.
- So wie Hautveränderungen oder neurologische Symptome oftmals nicht mehr in den Zusammenhang mit dem einstigen Zeckenstich gebracht werden, so dauert auch die Metamorphose von Genuss über problematische Gewohnheiten

bis zu abhängigen und zwanghaften Verhaltensweisen so lange, dass die schweren Symptome und ihre Folgen am Ende kaum noch mit den kleinen Genussmomenten des Anfangs in Zusammenhang zu bringen sind.

- Fachwissen über Zecken ist hilfreich, um ihnen weitläufig aus dem Weg zu gehen oder bei Kontakt die erforderlichen Schritte in die Wege zu leiten, um Risiken zu minimieren und Erkrankungen erst gar nicht entstehen zu lassen. Ähnlich verhält es sich mit Abhängigkeiten, ein altes Thema, das sich in Anbetracht der rasanten Veränderungen unserer Umwelt und der allseits zur Verfügung stehenden Belohnungsreize stark verändert hat. Das Wissen darüber hilft, Probleme frühzeitig zu erkennen und zu umgehen.

Neue Definition von Abhängigkeiten

Die American Society for Addiction Medicine hat 2019 ihre Definition von Abhängigkeit um die Rubrik »zwanghafte Verhaltensweisen« erweitert. Ihre aktuelle Definition lautet:

> »Abhängigkeit ist eine behandelbare, chronische Krankheit, bei der komplexe Wechselwirkungen zwischen Gehirnschaltkreisen (Steuerung, Belohnung, Motivation, Erinnerung), Genetik, Umwelt und den Lebenserfahrungen des Einzelnen eine Rolle spielen. Suchtkranke Menschen konsumieren Substanzen oder legen Verhaltensweisen an den Tag, die zwanghaft werden und oft trotz schädlicher Folgen fortgesetzt werden.«

Lassen Sie uns die wesentlichen Bestandteile der Definition einmal Schritt für Schritt anschauen:

1. Behandelbarkeit: das Gehirn ist neuroplastisch veränderbar und bietet damit die Möglichkeit einer heilsamen Veränderung.
2. Chronisch: Es bedarf Jahre, manchmal Jahrzehnte zur Entwicklung des klinischen Vollbildes.
3. Komplexe Wechselwirkungen: die teilweise verstanden, teilweise noch unklar und weiter zu erforschen sind.
4. Umwelt: eine Umwelt, die sich immer schneller verändert und uns mit neuen Chancen und Gefahren konfrontiert.
5. Lebenserfahrungen: Die Biografie spielt oftmals eine Rolle, da in Abhängigkeiten klassischerweise konsumiert wird, um Probleme auf ungeeignete Weise zu vergessen oder zu heilen.
6. Substanzen: Stoffgebundene Süchte sind uns allen bestens bekannt. Sie entstehen durch extrinsische Zufuhr einer Substanz/Droge.
7. Zwanghafte Verhaltensweisen: Intrinsisch erzeugte Abhängigkeiten durch belohnungsassoziierte Verhaltensweisen im Übermaß, die zwanghafter oder abhängiger Natur sein können, das ist die absolut wichtige Neuerung in der Definition, die es zu verstehen lohnt.

Die drei Stufen in der Entwicklung von Abhängigkeiten

Abhängigkeiten entwickeln sich stufenweise von der angenehmen Stufe der Sensibilisierung, die den Konsumenten genussvoll in den Kontakt mit dem Belohnungsreiz treten lässt. Die Stufe der Desensibilisierung ist weniger angenehm, da sie mit Toleranzentwicklung und Dosissteigerung einhergeht. Bis zur Endstufe des Kontrollverlustes dauert es oft Jahre.

Stufe 1: Die Sensibilisierung – pure Freiheit und Genuss

Die *Einstiegsphase (Ködern)* zur Sucht geht in der Regel mit einem starken, sofortigen und mühelosen Belohnungsreiz einher, der in Form eines Versprechens auf Freiheit, Leichtigkeit und Genuss die Aufmerksamkeit erweckt. Diese Stufe hängt mit einem Hochgefühl zusammen, denn das Belohnungssystem wird durch Substanzmittel oder belohnungsassoziiertes Verhalten aktiviert, und Dopamin kommt ins Fließen. Sowohl die Dopaminproduktion als auch die Dopaminrezeptoren stehen in ausreichender Menge zur Verfügung. Lust kann frei konsumiert werden und ist abrufbar, wann immer man sie braucht. Ein Gläschen Alkohol am Abend fördert die wohltuende Entspannung und Leichtigkeit. Ein Porno aktiviert Lust und sorgt für lustvollen Druckabbau oder wirkt als wunderbare Einschlafhilfe am Abend. Etwas Zocken beim Online-Spiel bringt Abwechslung und Unterhaltung. Soziale Medien dienen der Kontaktpflege und Information. Die Möglichkeit, am Abend einzukaufen und Angebote zu vergleichen, entlastet die Haushaltskasse und schenkt Zeit, die man für lästiges Einkaufen und Warten in Geschäften nicht mehr investieren muss. Jede Abhängigkeit fängt mit diesem positiven und leichten Gefühl von Freiheit und Genuss an.

Stufe 2: Die Desensibilisierung – aus Spaß wird Ernst

Entsprechend dem Suchtpotenzial sowie der Verfügbarkeit und Stärke des Suchtmittels verwandelt sich der einstige Genuss früher oder später sukzessive über Gewöhnung in den eher unbewusst ablaufenden Automechanismus des Überkonsums einer Abhängigkeit. Das Gehirn reagiert auf Dopamin im Übermaß mit der Zeit über ein inneres Schutzprogramm, in dem die Dopaminproduktion runtergekurbelt und die Anzahl an Dopaminrezeptoren reduziert wird. Ein identischer Reiz löst dann im

Rahmen von *Toleranzentwicklung* eine immer schwächere Belohnungsreaktion aus. Um einen ähnlichen Belohnungskick zu erreichen, bedarf es einer *Dosissteigerung*. Dies erfolgt über die Intensivierung der Reize, durch einen längeren zeitlichen Konsum und eine Steigerung der Risikobereitschaft.

Alkohol am Abend erhöht sich von einmal pro Woche zu täglichem Genuss, und aus ein bis zwei Gläsern werden langsam ein bis zwei Flaschen, um den gewünschten Entspannungseffekt zu erzielen. Bei der Pornografie wird immer länger nach den perfekt auf das eigene sexuelle Reiz-Reaktions-Muster passenden Videosequenzen gesucht. Es müssen neue Genres her, weil die einstig attraktiven Rubriken mit der Zeit an Reiz und Attraktion verlieren. In sozialen Medien werden immer mehr Zeit und Aufwand für die Pflege und den Ausbau der eigenen Follower-Schar investiert. Auch bedürfen die Erlebnisse des Alltags einer ständigen Feedbackschleife, um sie als wertiges Erleben verbuchen zu können. Das Kaufen in einer nicht enden wollenden Kette von Schnäppchen lässt die Schränke überquellen, und das Verkaufen und die Bewertungen der Shopping-Community verschlingen immer mehr wertvolle Zeit, die dann im Alltag für Studium, Familie, Freunde und andere Interessen fehlt. Bei Online-Glücksspielen wächst die finanzielle Risikobereitschaft, und logische Entscheidungen weichen irrationaleren und zunehmend schwerer nachvollziehbaren zwanghaften Mustern.

Im Stadium der Desensibilisierung machen sich erste Schwierigkeiten bemerkbar: Einstige Hobbys und Interessen werden vernachlässigt, das Studium oder die Karriere stagniert, Partnerschaften zerbrechen, die Finanzen entwickeln sich negativ, es gibt erste Hinweise auf gesundheitliche Störungen etc. Mit den Schwierigkeiten entsteht auch ein Schamgefühl und damit gekoppelt der Wunsch, die Störung zu verdecken. Hierbei hilft der Mechanismus der Abspaltung, ein Abwehrmechanismus, der problematisches Verhalten im Alltag initial unscharf werden lässt, später aber messerscharf vom restlichen Leben trennt. In dieser Zeit entsteht nicht selten ein Doppelleben, von dessen Existenz das Umfeld noch nichts oder nur wenig ahnt.

Die Betroffenen wirken mangelhaft motiviert, sind dysphorisch, wenn die Belohnung nicht mehr ausreichend Effekte im Körper und der Psyche zeigt und es nicht mehr möglich ist, aufgrund eines zeitkonsumierenden Vorgangs auf das entsprechende Dopaminlevel zu kommen. Ein Beispiel, das ich immer wieder höre, sind die Zustände im Urlaub, wenn Personen unter zwanghaftem und abhängigem Verhalten in Bezug auf pornografisches Material nicht ausreichend ihrem »Hobby« nachgehen können, sondern sich stattdessen um die Kinder und die Urlaubsplanung kümmern müssen. Oftmals bleibt es für die Familienmitglieder unklar, warum die Person so angespannt ist, so empfindlich reagiert und so schnell aus der Haut fährt.

Erste Anzeichen von »*Brain Fog*« ziehen hier bereits auf. Dieser aufziehende Nebel im Gehirn ist ein häufig verwendeter Begriff, der kein konkretes medizinisches Krankheitsbild beschreibt, sondern eher einen ungenauen Zustand kognitiver Dysbalance und mentaler Unschärfe, die mit Störungen im Denken, Fokussieren, Konzentrieren, Erinnern und Steuern einhergehen kann. Der Person, die Brain Fog hat, fällt es schwer, komplizierten Inhalten und Diskussionen zu folgen. Diesen Zustand kennt jeder, der schon mal eine feuchtfröhlich durchzechte Nacht mit wenig Schlaf erlebt hat und sich an den körperlich und geistig benebelten Zustand am Tag danach erinnert. Viele beschreiben den Brain Fog als ein Neben-sich-Stehen. Der Blick geht dabei ins Leere, das Gehirn läuft unrund und in einer langsameren Taktung als gewohnt.

Trost wird in dem einstig so angenehmen Ort der guten Gefühle gesucht, die sich aber nicht mehr so recht einstellen wollen.

Stufe 3: Der Kontrollverlust – Gefangene der Lust

Mit der Zeit werden das Suchtmittel oder die abhängigen oder zwanghaften Verhaltensweisen als stumpfe Allzweckwaffe gedankenlos und fast schon automatisiert zur Vertreibung unangenehmer Zustände eingesetzt. Dabei wandeln sich die einstigen Genuss-Seilschaften langsam in strukturell verfestigte Sucht-Autobahnen um, die im Extremfall in der Gehirnlandkarte als »Suchtstraßen« oder »Suchtnarben« auch bei langjähriger Abstinenz eingraviert bleiben können. Das Belohnungssystem baut kontinuierlich sein enthemmtes triebgesteuertes Belohnungsmonopol aus, während der Präfrontale Kortex kontinuierlich an Einfluss verliert. Im Endstadium der Abhängigkeit zeigt sich der sogenannte *Hypofrontalismus*, der sich funktional durch eine verminderte Aktivität im Präfrontalen Kortex des Gehirns in der funktionalen Magnetresonanztomografie nachweisen lässt. Von der Willenskraft geschwächt, geht es dann weniger um ein »Aufhören-Wollen« als vielmehr um ein »Nicht-mehr-aufhören-Können«. Abhängige irren beim Kontrollverlust reflektorisch von einem Belohnungskick zum nächsten. Sie unterscheiden sich da nur unwesentlich von einem am Haken hängenden Fisch, der unaufhaltsam durch den Zug der Angelschnur in Richtung Wasseroberfläche gezogen wird.

Leider stellen sich über die Zeit hinweg immer gravierendere *Kollateralschäden* für den unfreiwilligen Dauerkonsumenten und sein direktes Umfeld ein. Zunehmende Schwierigkeiten in der Beziehung, im Beruf, den Finanzen, der Gesundheit und/oder Verstöße gegen das Gesetz können die unschönen Folgen davon sein. Der harte Aufprall in der Realität befördert die Betroffenen dann in die Praxen von Therapeuten und Anwälten. Leider häufig sehr spät und nach vielen leidvollen Jahren voller Selbstzweifel, Ängste, Scham- und Schuldgefühle und einer zunehmenden Isolation. Versuche des Abbruchs gehen mit körperlichen und/oder psychischen Entzugssymptomen einher.

Durch suchtspezifische Trigger lassen sich auch nach Jahren der Abstinenz ein Suchtdruck (Craving) und die damit verbundene Suchterinnerung aktivieren. Deshalb sind Rückfälle bei Abhängigkeiten eher die Regel als die Ausnahme. Ein Fakt, der in der Bezeichnung »trockener Alkoholiker« zum Ausdruck kommt und den Zustand beschreibt, dass der Alkoholiker trotz Abstinenz aufgrund der ausgebildeten Suchtstraßen nie mehr Alkohol trinken darf. Einer meiner Patienten, der zehn Jahre trocken war, landete in einer Versuchungssituation, nachdem ihm ein Schluck eines selbst gebrauten Bieres angeboten wurde, volltrunken und nach Sturz von der Treppe mit gebrochenem Oberschenkel in der Notfallaufnahme eines Krankenhauses. Ihm war danach klar, dass er auch nach nur einem Schluck Alkohol sofort wieder in die alten Bahnen des Kontrollverlustes gelangt. Ähnlich geht es Menschen mit einem pathologischen Pornokonsum, die nach langen Abstinenzphasen im Binge-Modus über Tage und Nächte hinweg, ohne stoppen zu können, Pornos konsumieren und so die alte Sucht wiederaufleben lassen.

Die älteren Jahrgänge kennen vielleicht noch den von Philip Morris kreierten kernig männlichen »Marlboro-Mann«, der über viele Jahrzehnte des letzten Jahrhunderts mit einer Filterzigarette in der Hand auf dem Pferd in die Weite der wilden Prärie galoppierte. Weniger bekannt ist, dass der berühmteste Darsteller und Kettenraucher Wayne McLaren 16 Jahre nach dem Höhepunkt seiner Marlboro-Mann-Karriere an den Folgen des Rauchens mit 51 Jahren verstarb. Kurz vor seinem Tod veröffentlichte er zusammen mit seinem Bruder in einer Antirauch-Kampagne ein sehr persönliches Foto. Man sieht ihn deutlich vorgealtert und völlig erschöpft mit Sauerstoff im Bett liegend. Die vermeintliche Weite des Abenteuers und Genusses hatte ihm die Luft geraubt, und nur wenige Tage danach verstarb er erbärmlich an den Folgen der Sucht.

Heute kommen supernatürliche Stimuli in zahlreichen Situationen des alltäglichen Lebens vor. Konsumenten werden geködert und beißen an, ohne es zu merken. Lassen Sie uns deshalb in die Spezifika der einzelnen Bereiche schauen, in denen ich die Entwicklung von dysfunktionalen Verhaltensweisen beobachte: der Ernährung, der Sexualität, im Glücksspiel, in den sozialen Medien und beim Shopping.

6 Nutritive Köder verstehen und sie umgehen

Dänische Anglerkunst in überfressenen Gewässern

Dänemark ist mit seinen 407 Inseln, einer über 7000 km langen Küstenlinie und ausgesprochen fischreichen Gewässern ein Paradies für jeden Angler. Aus dem Land der Trolle, Wikinger und Legosteine ist dem Unternehmen Novo Nordisk in den letzten Jahren ein besonders weiter Wurf über den Atlantischen Ozean bis ins ferne Hollywood gelungen. Dort laufen die Stars in Designer-Robe und körperlicher Bestform über den roten Teppich und treten mit einem milden Lächeln dem Blitzgewitter der internationalen Boulevardpresse entgegen. Diese rätselt seither munter, wer im Vergleich zum Vorjahr wohl durch die dänische Abnehm-Wunderspritze »Ozempic« zu seinen Model-Maßen gekommen sein mag.

In meiner Praxis kam ich mit Ozempic erstmalig 2022 über ein Paar in Kontakt. Beide fühlten sich nach ihrem starken Gewichtsverlust – der Mann hatte fünfzehn Kilogramm abgenommen, die Frau zehn – deutlich attraktiver und wollten nun ihr eingeschlafenes Sexualleben auf ein neues Niveau heben. Meine Bewunderung für ihre Disziplin bei der Gewichtsreduktion zum Ausdruck bringend, erkundigte ich mich nach ihrem Erfolgsrezept. Darauf erhielt ich eine eher verhaltene Reaktion und dann die Information, dass sie gute Kontakte zu einem Arzt als »Dealer« pflegten, der sie mit der sagenumwobenen »Hollywood-

Spritze« versorgt habe. Dadurch konnten sie nun endlich den leidigen Wohlstandsspeck der letzten Jahre abwerfen, der sich nach der Geburt der Kinder und durch ein komplexes Berufs- und Familienleben angesammelt hatte. In ihrem Freundes- und Bekanntenkreis seien sie dafür auch schon mit Lob und Anerkennung überschüttet worden. Von der Spritze hätten sie ihrem Umfeld selbstverständlich nichts erzählt, dies sei ihr ganz persönliches Geheimnis. Aber was hat es mit der Spritze eigentlich auf sich?

Dem Hersteller Novo Nordisk, einem dänischen Pharmaunternehmen, das sich seit 1923 erfolgreich der Therapie von Diabetes Mellitus widmet, ist mit Ozempic ein großer Fang gelungen, da dieses Medikament das Versprechen birgt, geköderte Übergewichtige mit nur einem kleinen Piks pro Woche vom Haken nutritiver Verführungen zu lösen. Die besagte Spritze ist ein neues Präparat der Substanzgruppe von GLP-1-Rezeptoragonisten, das eigentlich zur Behandlung des erworbenen Diabetes Mellitus Typ 2 zum Einsatz kommen soll. Lag der Fokus von Forschung und Therapie von Novo Nordisk in seinen Anfangsjahren auf der Insulintherapie eines angeborenen juvenilen Diabetes Mellitus Typ 1, so wechselte er später zur Therapie des rasant zunehmenden Diabetes Mellitus Typ 2, der mittlerweile 95 Prozent aller Diabetesfälle ausmacht. Allein seit 1960 hat sich die Prävalenz von Diabetes Mellitus Typ 2, also die Anzahl der Erkrankungsfälle in Deutschland, nahezu verzehnfacht (RKI, 2017). 2021 gab es die enorme Zahl von 8,5 Millionen Erkrankten plus einer geschätzten Dunkelziffer von weiteren 2 Millionen Erkrankten (DDG, 2021). Diabetes Mellitus Typ 2 entwickelt sich sehr langsam, und die Frühsymptome werden oftmals nicht korrekt zugeordnet. Zudem fehlt es an einer Sensibilisierung für das Thema, und es werden zu wenig Vorsorgeuntersuchungen diesbezüglich durchgeführt. Die Entstehung hängt in den meisten Fällen mit einer Fehlernährung und dadurch bedingtem Übergewicht und Bewegungsmangel zusammen. Über die Zeit hinweg entwickelt sich eine Überforderung des Insulinsystems der Bauchspeicheldrüse, sodass deren Produktion nachlässt und der Körper auf Insulin eine geringere Ansprechbarkeit entwickelt. Übergewicht und Diabetes Mellitus Typ 2 sind zwei wesentliche Risikofaktoren für Herz-Kreislauf-Erkrankungen, die mit 34,3 Prozent die Todesstatistik in Deutschland anführen. 15 Prozent aller Todesfälle in Westeuropa gehen auf ungünstige Ernährungsfaktoren zurück (BPB, 2020). Aber auch die zweithäufigste Todesursache, Krebserkrankungen, steht in direktem Zusammenhang mit Fehlernährung und Übergewicht (Bevel M. S., 2023).

Nun hat Ozempic, neben der regulativen Wirkung auf Bauchspeicheldrüse und Leber, auch einen im Gehirn zentral hemmenden Einfluss auf den Appetit. Zudem entleert sich der Magen langsamer, was zu einem längeren Sättigungsgefühl beiträgt. Seitdem Elon Musk von seiner Gewichtsreduktion mittels Spritze sprach, stürzten sich viele im Internet und die Influencer auf das Thema. Der Effekt war ein absoluter »Run« auf die Präparate, die schon nach Kurzem weder in analogen noch in Online-Apotheken mehr zu kriegen waren. Betroffene Diabetiker gingen mit ihrem Rezept in der Hand leer aus, da der Markt auf einmal leer gefegt war. Die den Apothekern rationiert zugeordneten Mengen an Spritzen werden ihnen sofort aus der Hand gerissen. Aber leider nicht nur von betroffenen Patienten, sondern immer häufiger auch von Personen, die nur vorgaben, unter Diabetes Mellitus Typ 2 zu leiden, um mit der Spritze im »Off-Label-Use« abzunehmen. Unter der Hand und über dubiose ausländische Quellen im Internet werden die Präparate hochpreisig gehandelt, aktuell mit mehreren Hundert Euro pro monatlichem Behandlungszyklus, ein Betrag, der weit über dem einer Preisbindung unterliegenden Abgabepreis der Medikamente in Apotheken liegt. Mittlerweile hat sich das Produktportfolio des Wirkstoffs Semaglutid auf drei Präparate (subkutan Ozempic, oral Rybelsus und Wegovy als Antiadipositum) erhöht. Diese lassen allesamt nicht nur die Pfunde purzeln, sondern sorgen für beste Stimmung bei den Anlegern. 2023 liegt der prognostizierte Umsatz allein durch Semaglutid in Höhe eines zweistelligen Milliardenbetrags, Tendenz steigend.

Eine mühelose Gewichtsreduktion ohne Hunger durch eine einmalige Spritze pro Woche klingt wirklich zu schön, um wahr zu sein. Das Versprechen zieht zwei wachsende Gruppen von Personen magisch an:

Übergewichtige und adipöse Personen:
Für immer mehr Menschen bedeutet eine ausgewogene und gesunde Ernährung eine wachsende Herausforderung, die sie zunehmend überfordert. Nach Datenlage der WHO waren in ihrem 2022 veröffentlichten Bericht über Fettleibigkeit in der Europäischen Region 59 Prozent der Erwachsenen und nahezu jedes dritte Kind (29 Prozent der Jungen und 27 Prozent der Mädchen) übergewichtig oder adipös. Die Rate habe schon heute epidemische Ausmaße angenommen, die unaufhaltsam von Jahr zu Jahr weiter steige, sodass man von der Volkskrankheit Adipositas sprechen könne (WHO, 2022).

Auch in einer groß angelegten Studie in den USA konnte ein deutlicher Anstieg des Body-Mass-Index (BMI) von 1990 bis 2019 festgestellt werden (Collaborators, 2021). Die USA und Mexiko führten 2019 die Statistik der Länder mit dem höchsten Anteil an Übergewicht und Adipositas an, Deutschland stand auf Platz 12. Im Vergleich zur Jahrtausendwende hat sich der Anteil an Übergewicht und Adipositas in Deutschland damit verdoppelt (Statista, Erwachsene mit Übergewicht oder Fettleibigkeit in ausgewählten OECD-Ländern 2019, 2023).

Unzufriedene Normalgewichtige:
Die Definition für ein Problem ist eine negativ bewertete »Ist-Soll-Wert-Differenz«. Probleme erzeugen bei den hierdurch Betroffenen einen Leidensdruck, der Energie freisetzt, um möglichst schnell die Lücke zwischen gefühltem Ist-Wert und imaginiertem Soll-Wert zu schließen. Meinen täglichen Beobachtungen in der Praxis und in meinem sozialen Umfeld nach wird der subjektiv empfundene *Ist-Zustand* eigener Attraktivität und Schönheit zunehmend negativ eingeschätzt. Da wird über zu viel Speck gejammert und darüber, dass er an anderen Stellen fehlt. Oder man klagt über zu wenig Muskeln oder gar zu wenig Kontur des Beckenkamms in Hüftjeans bei bauchfreiem Top. Der imaginierte *Soll-Zustand* wird zunehmend höher adjustiert. Mitwirkende in der Soll-Wert-Definition sind Influencer, die gerne mit ihren Followern in eine kompetitive »Size-Zero-«, »Sixpack-« oder »postpartale Bikinifigur-Challenge« gehen, oder Stars, die scheinbar nie altern wollen oder die mit physiologischen Wunderkurven an atypischen Stellen ihre ihnen nacheifernden Fans auf Trab halten.

Hinzu kommen ständig wechselnde Körpertrends, die den Körper zu einem zu optimierenden Langzeitprojekt machen. War vor Kurzem noch ein knackiger flacher Po in Stringtanga das ultimative Ziel, so ist es nun ein mächtiger kurviger Po als Gegentrend. Nur wie bekommt man das Fett und die Muskelmasse genau an die gerade angesagten Stellen, bei weiterhin schlanker Taille? Zahlreiche Beauty-Chirurgen haben darauf scheinbar eine einfache und für sie finanziell lukrative, aber sinnbefreite Antwort parat. Aber auch moderne Bildbearbeitungsprogramme, mit denen Fettpölsterchen und Imperfektionen einfach wegretuschiert werden können, verschieben Schönheitsideale in völlig unrealistische Sphären. Übrig bleibt der fade Beigeschmack des eigenen analogen Seins, in dem der Körper zu einer Optimierungsbaustelle erster Ordnung geworden ist.

Jedenfalls, wenn das eigene Denken über Verhältnismäßigkeit und Gesundheit in eigener Sache nicht anspringen will. Der gesunde, normalgewichtige Körper fällt durch die Raster angesagter Trends. Auch Heidi Klums Topmodel-Realityshow schwenkt von Size-Zero-Modellen in Richtung »Diversity« und setzt auf Plus-Size-Modelle. Beide Extreme schrammen am gesunden BMI vorbei und suggerieren unrealistische Schönheits-Normative.

Um das Problem einzudämmen, könnte man an zwei Stellschrauben drehen. Es wäre möglich, den subjektiv empfundenen Ist-Wert anzuheben, z. B. durch Dankbarkeit für einen unverwechselbaren Körper, der liebenswert ist, so wie er einem geschenkt wurde. Oder man könnte den anzustrebenden und von außen vorgegebenen Soll-Zustand mit klarem Menschenverstand hinterfragen, um ihn auf ein gesundes und normales Maß zu senken. Gelingt einem beides nicht, bleibt scheinbar noch der Ausweg über die Abnehm-Spritze Ozempic, die überraschend viele Menschen mit Normalgewicht schon nutzen oder würden, wenn sie die Gelegenheit dazu bekämen.

Du bist, was du isst

Das Tückische an falscher Ernährung ist, dass sie nicht über Nacht, sondern schleichend und über Jahrzehnte krank macht. Bei meinem Vater war nicht das eine Eisbein oder seine Vorliebe für Zitroneneis ausschlaggebend, sondern eine Unsumme an Fehlentscheidungen über einen extrem langen Zeitraum hinweg, die ihn letztendlich zum Opfer werden ließ. Jeder fünfte Todesfall weltweit geht auf Kosten schlechter und unausgewogener Ernährung. Viele Menschen essen das Falsche und davon zu viel. Schlechte Ernährung fordert weltweit mehr Tote als jeder andere Risikofaktor.

Wir alle wissen: Gesundes Essen setzt sich aus knackigem Gemüse, frischen Früchten, Vollkornprodukten, Nüssen, Hülsenfrüchten, Samen und guten Fetten mit mehrfach ungesättigten Fettsäuren, wie sie in fetten Seefischen und vielen Pflanzenölen enthalten sind, zusammen. Zu viel gegessen werden rotes Fleisch, Wurstwaren, Salz, Süßwaren, gesüßte Getränke und gesättigte Fettsäuren, die sich in hoch verarbeiteten Lebensmitteln finden (GBD, 2019). Dieses Wissen ist kein Geheimnis, trotzdem scheinen Wissen und Handeln zwei parallele Stränge zu sein, die im alltäglichen Leben in weit voneinander entfernten Universen beheimatet sind.

Unsere Vorfahren hatten noch ein recht stabiles Geschmackssortiment an saisonaler, frischer oder nur leicht verarbeiteter Nahrung aus vorwiegend heimischer Umgebung. Auf dem Speiseplan standen Getreide, Gemüse, Obst und Nüsse, seltener Fleisch, Fisch und Milch. Dies alles sind unverarbeitete Produkte, wie sie uns die Natur zur Verfügung stellt. Längere oder kürzere Hungerphasen (Fasten) waren bei Ernteausfällen oder in den Wintermonaten eher die Regel als die Ausnahme. Nahrungsmittel standen nur begrenzt zur Verfügung. Fett, Zucker und Salz waren für das Überleben notwendig. Unser Belohnungssystem hat dies seit Jahrtausenden verinnerlicht.

Auch heute noch verhält es sich in seiner Programmierung so, nur dass es sich mittlerweile in einem Schlaraffenland wiederfindet, in dem es sich unlimitiert austoben kann. Wenn wir einkaufen gehen, haben wir das ganze Jahr über Erntezeit. Kaum von der Weihnachtsvöllerei erholt, werden die gefüllten und fettigen Krapfen für die Faschingszeit aufgefahren, die wenig später von den mit Schokolade gefüllten Ostereiern und vielen weiteren hochkalorischen Süßigkeiten abgelöst werden. Es folgen die Hefespeisen und Festessen zu Pfingsten, die Leckereien aus reifen süßen Früchten im Sommer, die kurz nach den Ferien vom verführerischen Adventssortiment und der Weihnachtsvöllerei abgelöst werden.

Haben Sie schon mal beobachtet, wann das Einkaufen von Schokolade am preiswertesten ist? Am ersten verkaufsoffenen Tag nach Neujahr. Warum? Weil es gilt, die vorbildlicherweise gefassten Essensvorsätze zum neuen Jahr zu brechen. Achten Sie mal darauf, wie die Nahrungsmittelindustrie versucht, uns auszutricksen, und wie subtil uns das Belohnungssystem dabei ins Ohr souffliert: »Dieses Schnäppchen kannst du dir nicht entgehen lassen, nimm es mit für die anderen Familienmitglieder.« Leider findet man sich wenig später beim Fastenbrechen, wenn man sich selber dabei erwischt, wie man die Vorratsschränke fast schon wie ferngesteuert leerputzt.

Jeder hat hier seine Schwachstellen in einer Welt kalorienreicher Dauerverführung. Mir geht es so mit Geleebananen, die vorwiegend aus Zucker, Glukosesirup, Geliermittel, künstlichem Bananenaroma und ein wenig Kakaobutter bestehen. Die Süßigkeit erinnert mich an meine Kindheit. Hier war jeweils nur eine Geleebanane in der Wundertüte des örtlichen Tante-Emma-Ladens, die ich mir von meinem Taschengeld einmal in der Woche geleistet habe. Diese habe ich als Kind gefeiert und ganz langsam gegessen: zuerst die Schokolade vorsichtig abgeknabbert, dann die einzelnen Geleestücke mit den Zähnen tranchiert, bis sie nach vielen Minuten Genuss in meinem Kindermagen verschwand. Wenn ich heute Geleebananen kaufe, dann in der guten Absicht, nur eine Banane pro Tag zu essen. Leider gelingt mir dies so gut wie nie. In einem »Fress-Flash« überlebt die Packung den Abend nach dem Kauf nicht. Mein Fazit daraus: Für mich sind Geleebananen ein Schlüsselreiz, der bei mir eine Alles-oder-nichts-Reaktion auslöst. Die einzige Lösung besteht darin, ihnen aus dem Weg zu gehen. Gibt es für Sie auch derartig konditionierte Verführungen, die bei Ihnen das Alles-oder-nichts-Prinzip auslösen?

Gehen wir heute einkaufen, dann stehen wir vor einem überwältigenden Produktangebot. Ständig versuchen neuartige Rezepturen, verführerische Texturen und unvorstellbare Genussversprechen unsere Aufmerksamkeit zu bekommen. Global operierende Konzerne wie McDonald's, Nestlé, Kellogg's, Danone, Knorr, Coca-Cola, Red Bull und Co. locken mit neuartigem Fast Food, Softdrinks und hoch verarbeiteten Nahrungsmitteln. Sie alle zielen auf den schnellen und unkomplizierten Genuss. Wie wohl die Nordic Berry Burger Buns, der vegane Bacon-Kartoffelsalat oder die Gummidrops mit Manuka-Honig schmecken werden? Je hungriger wir einkaufen gehen, umso unbedeutender werden die klein gedruckten langen Zutatenlisten, für deren komplizierte Entschlüsselung und umfassendes Verständnis wir ein komplettes Studium der Ökotrophologie bräuchten.

Supernormative Stimuli in der Ernährung

Folgende Inhaltsstoffe sind in der Ernährung supernormative Stimuli für unser archaisches Belohnungssystem, denen wir mit äußerster Vorsicht begegnen sollten:

- Aromen
- Geschmacksverstärker
- Reinkristallzucker
- Auszugsmehle
- Trans- und raffinierte Fette
- Farbstoffe
- Salz

Aromen versuchen den Geschmack und Geruch aus der Natur zu kopieren und konzentrativ zu überbieten. Dabei verändern sie über die Zeit hinweg unser Geschmacks- und Geruchsempfinden und -erleben. Die konzentrierten Aromen und Auszugsprodukte in immer raffinierterer Rezeptur werden mit der Zeit unsere neue Norm, an die wir uns unbewusst gewöhnen. Wir hatten uns ja schon mit dem Beispiel der Aromabeduftung der Trinkflasche *air up* beschäftigt. Aromen kommen in der Lebensmittelindustrie oft dann zum Einsatz, wenn minderwertige und kostengünstigere Zutaten aufgepeppt werden sollen. Mit Aromen versetzte Nahrungsmittel erzielen zudem Spitzenpreise. Ein Beispiel hierzu: Falls Sie gerade Trüffelöl in Verwendung haben, dann schauen Sie doch bitte einmal auf dessen Zutatenliste. Finden Sie das Wort Trüffelaroma, so handelt es sich um ein aus Pilzen oder synthetisch im Labor hergestelltes Aroma, das Trüffel supernatürlich imitiert. Dadurch lassen sich günstige Oliven-, Raps- oder Sonnenblumenöle zu exorbitant hohen Preisen verkaufen. Die in kleinen Flaschen abgefüllten aromatisierten Öle werden mit Hochwertigkeit suggerierenden Etiketten versehen. In manchen Flaschen findet sich dann noch ein kleiner schwarzer oder weißer Minitrüffel, der zwar keinen geschmacklichen Einfluss hat, dem Kunden jedoch suggeriert, dass der Geschmack von ihm kommt. Auch gehärtete minderwertige Fette in Backwaren bekommen durch ein paar Tropfen Butteraroma einen wertigen Geschmack, als stammten die Teilchen aus Omas Rezeptbuch, in der die »gute« Butter noch Verwendung fand.

Geschmacksverstärker sind ebenfalls supernormative Stimuli. Neben der bekannten Glutaminsäure gibt es auch noch Inosinsäure, Guanylat, Ribonukleotide, hydrolysierte Proteine und Hefeextrakt. Der uns vertraute herzhaft-würzige Geschmack von Maggi und viele asiatische und internationale Würzsoßen aktivieren den fünften Geschmackssinn »Umami«. Er intensiviert das Geschmackserlebnis. Prinzipiell nicht verkehrt. Nur in Zeiten, in denen wir mehr essen, als wir eigentlich brauchen, kurbelt der herzhafte Wohlgeschmack unseren sowieso schon zu intensiv ausgeprägten Appetit weiter an. Wenn wir dann mit natürlichen Lebensmitteln versuchen, das im Restaurant oder Imbiss so wohlschmeckende Gericht gänzlich ohne Geschmacksverstärker nachzukochen, wirken die Gerichte eher fade, geschmacklos und unattraktiv für uns.

Zuckerkonzentrate wie Reinkristallzucker, Glukosesirup aus Maisstärke, Sirup aus Fruktose, Maltose, Ahorn, Agaven oder Saftkonzentrate aus Trauben und Birnen finden sich ebenfalls in vielen Speisen. Sie übertreffen dabei die Süße von natürlichen Zuckerquellen in Obst und Gemüse. Auch die Auszugsmehle fluten uns nur mit leeren Kalorien, da ihnen die sättigenden und nährstoffreichen Vitalstoffe zuvor entzogen worden sind, die in der ballaststoffreichen Hülle stecken. Um Fertigprodukte haltbarer zu machen und in Stabilität, Textur und Geschmack zu beeinflussen, kommen oftmals ungesunde, aber günstige Trans- und raffinierte Fette zum Einsatz. Farbstoffe lassen Lebensmittel attraktiver und appetitlicher erscheinen. Zudem verstärkt Salz das Geschmackserleben und lässt unseren Appetit überproportional stark anspringen. Den Unterschied merken wir sofort, wenn wir gesalzene oder ungesalzene Nüsse essen.

Die Fressformel

Nun stellt sich die Frage, ob wir beim Essen ähnlich reflexartig reagieren wie die unfreiwilligen Wirtseltern des Kuckucks, der bei ihnen mit seinem laut schreiend aufgerissenen Schnabel einen reflektorischen Fütterungstrieb auslöst. Beim Ködern von Menschen ist die Auslösung einer hedonistischen Hyperphagie das Ziel. Durch einen Belohnungsreiz getriggert, wird kein Fütterungs-, sondern ein Futterimpuls geweckt, der aus Sicht der Nahrungsmittelindustrie im Idealfall damit endet, dass wir konsumieren und mehr und anders essen, als es uns guttut. Wenn ich mir mein Verhalten bei dem Genuss einer Packung Chips oder einer Tafel Schokolade genauer ansehe, so erlebe ich einen gewissen Automatismus, wenn meine Hand wie ferngesteuert immer wieder in die Packung hineinfährt, bis sie leer vor mir liegt. Kennt vermutlich jeder von uns, oder? Dies ist auch ein Grund, warum das Logo von McDonald's an der Autobahn in so großer Höhe montiert ist. Es zielt darauf ab, unser Belohnungssystem unbewusst schon von Weitem zu aktivieren. Der Werbeslogan von McDonald's »Just believe in magic« lässt dann tatsächlich den ein oder anderen von uns, wie von Geisterhand gelenkt, von der Autobahn abbiegen, um wenig später einen Big Mac mit Extraportion Barbecue-Sauce, French Fries und Coca-Cola im Drive-through zu bestellen. Besonders in Konkurrenzsituationen entfaltet sich gerne einmal eine belohnungsaktivierte Enthemmung in Reinform. Man könnte hochspannende soziokulturelle Studien am »All-inclusive-Buffet« dazu durchführen. Schon allein dafür lohnt es sich einmal, einen Club-Urlaub zu buchen, insofern man nicht selber zu den »Abräumern« gehört, um wenige Tage später mit mehreren Kilogramm mehr aus dem Urlaub zurückzukommen.

Einen »Fress-Flash« in uns allen auszulösen ist der Plan der großen, in guter alter Dealer-Manier agierenden Nahrungsmittelkonzerne, deren Ziel es ist, abhängige und damit treue Dauerkonsumenten zu schaffen. Die Waren sollen dazu noch aufwandfrei und mit verheißungsvollen Geschmacksversprechen direkt im Belohnungssystem des Zentralen Nervensystems und im Idealfall unter Umgehung des Präfrontalen Kortex andocken.

Wer liebt nicht Müsli und Schokoladencreme zum Frühstück, Energie- und Proteinriegel nach dem Sport oder Nudeln und Pizza mit extra viel Käse am Abend? Sie alle sind nährstoffarme Kalorienbomben, die uns mit schneller und aufwandsfreier Energie versorgen. Chips, Kekse, Schokolade und Müsliriegel bedienen sich dabei der in der Industrie altbekannten »Fressformel«, die Lebensmittelchemiker gerne zum Einsatz bringen. Sie besteht aus einer Kombination aus 50 Prozent Fett plus 30 Prozent Kohlenhydraten. Dieser nutritive Köder trifft ins Schwarze des Nucleus Accumbens im Belohnungssystem. Dabei sorgen die Kohlenhydrate und Fette für einen Energieschub der Extraklasse. Nicht nur Ratten, denen Kartoffelchips, Erdnussflips und Schokolade unlimitiert zur Verfügung gestellt wurden, kennen hier kein Halten mehr (Hoch T., 2014). Auch das nimmersatte Belohnungssystem des Menschen wird dadurch hervorragend aktiviert und beantwortet die Frage bei der Auswahl mit »Alles«, und zwar »Sofort«.

Dabei werden die zwei intuitiven Marker Hunger und Sättigung, die der Steuerung des Essverhaltens dienen, ad absurdum geführt. Hunger wird durch Appetit ersetzt, und Sättigung degeneriert zu einer dehnbaren Größe, die sich an der industriell produzierten Packungsgröße vor uns zu orientieren scheint. Genuss endet dadurch nicht selten in Übersättigung und Völlerei.

Erwachsenen wird suggeriert, mit Fast Food und trendigen Fertigprodukten zum sofortigen Genuss Zeit zu sparen. Es entfällt das aufwendige Suchen nach geeigneten Rezepten, das Einkaufen in überfüllten Läden am Feierabend, das darauf folgende zeitkonsumierende Kochen und später ein allseits gehasstes Aufräumen der Küche. Die Zeit wäre allerdings besser investiert gewesen, wenn man sich einmal die Zutatenliste der hippen Produkte näher angesehen hätte. Mit milliardenschweren Marketingbudgets wird uns suggeriert: »Haribo macht Kinder froh« oder »Red Bull verleiht Flügel!«. Nutella hat pro 100 Gramm ganze 2252 kJ und wirbt immer noch mit einem Glas Milch im Hintergrund. Immerhin wurde der Spruch »mit dem Besten aus gut einem Drittel Liter entrahmter Milch« entfernt.

Parallel dazu beschäftigt sich der steuernde Präfrontale Kortex mit Nahrungs- und Gesundheits-Apps, Ernährungstipps sozialer Medien, Kochbüchern und -kursen, Gesundheitsmagazinen und Lifestyle-Podcasts. Die Zeitschriften und Bücher sind voll mit nicht enden wollenden trendigen Diättipps. Viele Menschen befinden sich heute in unseren Breitengraden in einem Dauer-Diät-Marathon, der, hart erarbeitet, das Gewicht nach unten bewegt, bevor es nach dem nächsten Jo-Jo-Effekt kurz darauf wieder steil ansteigt. Die Nahrungsgewohnheiten sind stark unbewusst verankerte Seilschaften im Gehirn, die nur mühsam und mit viel Willenskraft, Ausdauer und Achtsamkeit durchbrochen werden können.

Süße Verführungen und ihre Fallstricke

Schnell anflutender Zucker im Blut löst die Freisetzung von viel Insulin aus der Bauchspeicheldrüse aus, welche kompensatorisch zu einem starken Blutzuckerabfall führt, sodass kurz darauf ein erneutes Hungergefühl getriggert wird. Ein unheilvoller Kreislauf, der Menschen von einem zuckerhaltigen und oftmals stark verarbeiteten Lebensmittel zum nächsten Snack greifen lässt. Die Folge ist eine ungewollte Gewichtszunahme. Um Hungergefühle zu vermeiden, ist die Aufnahme von komplexen Kohlenhydraten, Ballaststoffen und Proteinen in wenigen Mahlzeiten über den Tag verteilt wichtig. Besonders ein stabiler und wenig schwankender Blutzuckerspiegel spielt hier eine große Rolle, um Heißhungerattacken nachhaltig zu vermeiden.

Um hier die richtige Auswahl zu treffen, ist das Verständnis von zwei Werten wichtig:

1. **Der Glykämische Index (GI)**
   Der Glykämische Index ist ein Maß zur Bestimmung der Wirkung von kohlenhydrathaltigen Lebensmitteln auf den Blutzuckerspiegel. Die blutzuckersteigende Wirkung von 50 Gramm Traubenzucker ist der Referenzwert (100) und wird in Bezug auf 50 Gramm des zu testenden Lebensmittels gesetzt. Je höher der Wert ist, desto mehr Zucker gelangt innerhalb eines definierten Zeitraumes nach dem Verzehr ins Blut. Nahrungsmittel mit einem hohen GI wie Brot, Kartoffeln, Mais, Cornflakes, Süßigkeiten, Süßgetränke und Co. lassen den Glukosespiegel und in Folge davon den Insulinspiegel nach oben schnellen.
2. **Die Glykämische Last (GL)**
   Die Glykämische Last berücksichtigt zusätzlich zum Glykämischen Index auch noch die Dichte der Kohlenhydrate in den Lebensmitteln. Gemessen wird also nicht die blutzuckersteigende Wirkung auf 50 Gramm des Lebensmittels, sondern auf 50 Gramm Kohlenhydrate in diesem Lebensmittel. So haben gekochte Möhren und Baguette ungefähr einen identischen glykämischen Index (70), die Glykämische Last ist bei Möhren mit 7,1 Gramm pro 100 Gramm deutlich niedriger als die von Baguette mit 51 Gramm pro 100 Gramm, was bei Möhren zu einem weitaus geringeren Anstieg des Blutzuckers führt. Man müsste circa die 7-fache Menge an Möhren essen, um einen identischen Glukose-Kick wie bei einem Stück Baguette zu bekommen. Von daher ist die Glykämische Last für den Blutzuckerspiegel aussagekräftiger als der Glykämische Index.

Die große Kunst besteht heute in der richtigen Auswahl von Nahrungsmitteln, die mit einem niedrigen Glykämischen Index oder, noch besser, einer niedrigen Glykämischen Last einhergehen. Zudem sollte man die häufige Anflutung von Zucker im

Blut durch ständige Snacks vermeiden, da hierdurch keine lang anhaltende Sättigung, sondern ein ständiges Hungergefühl getriggert wird.

Eine der Galionsfiguren der Biohacker-Szene, die sich mit der Optimierung von körperlichen und mentalen Funktionen durch Life-Hacks beschäftigt, ist Professor David A. Sinclair, ein australischer Wissenschaftler und Unternehmer, der an der Harvard Medical School in Boston forscht und lehrt und mit seinem Buch *Das Ende des Alterns* (Sinclair, 2020) für weltweite Aufmerksamkeit gesorgt hat.

In Bezug auf Ernährung praktiziert er die »One Meal A Day«-Philosophie, das heißt, dass er seine Nahrungszufuhr täglich auf eine Mahlzeit innerhalb von zwei Stunden am Abend beschränkt. Gleichzeitig überwacht er mittels eines Dashboards in Echtzeit viele Blutparamater, unter anderem auch den von Glukose. Während der 22-stündigen Fastenperiode sorgt seine Leber über ihre Glykogenspeicher autonom für einen stabilen Glukosespiegel, sodass sein Körper kontinuierlich mit Energie versorgt wird, ganz ohne Aktivierung von Hungergefühlen durch stark schwankende Glukosebewegungen. Sinclair bevorzugt dabei Nahrungsmittel mit geringer Glykämischer Last und setzt hier vorwiegend auf pflanzliche Nahrungsmittel und Vollkornprodukte, selten ergänzt durch hochwertige Fette enthaltende Fischsorten. Interessanterweise nimmt Sinclair im »Off-Label-Use«, also auch ohne überhaupt an Diabetes Mellitus Typ 2 erkrankt zu sein, das orale Antidiabetikum Metformin ein. Dieses Medikament reduziert Glukoseschwankungen im Blut durch verschiedene Effekte, u. a. durch eine Verbesserung der Wirkung von Insulin, eine verlangsamte Aufnahme von Glukose aus dem Darm und eine verminderte Produktion von Glukose in der Leber. Sein Ziel ist es, Glukose auf einem weitestgehend konstanten, niedrigen tonischen Level (Flatline) zu halten, während er versucht, starke phasische Glukose-Peaks zu vermeiden. Neben einem Verjüngungseffekt beschreibt er, dass er sich seither deutlich besser konzentrieren könne und eine gleichbleibende hohe Leistungsfähigkeit über den Tag hinweg erlebe. Zuvor, als er noch zehn Kilo mehr wog, litt er unter Glukose-Insulin-Kicks. Die postprandiale Müdigkeit des Abendessens, als Zeichen für die Verlagerung des Körpers auf Stoffwechselvorgänge, die über den Parasympathikus nach Zufuhr von Nahrung aktiviert werden, nutzt er dann, um gut einzuschlafen.

Auch wenn dies nur eine der zahlreichen Strategien von Prof. Sinclair ist, um Alterungsprozesse zu verlangsamen, so ist die von ihm angestrebte Autonomie in seinem Essverhalten schon bemerkenswert und in Ansätzen nachahmenswert. Regelmäßige Fastenzeiten sind nicht nur wichtig, um Regenerationsprozesse im Körper zu aktiveren, sondern auch ein hervorragendes Training zur Stärkung der Willenskraft. Das zuvor beschriebene Paar in meiner Praxis, das mit der Hollywood-Spritze Ozempic seine Gewichtsreduktion schaffte, hätte nachhaltiger und gesünder in eine Veränderung seiner Essgewohnheiten investieren sollen. Damit wären auch die Glukose-Insulin-Achterbahnfahrten zu einem Ende gekommen und die Reduktion der Kalorienzufuhr durch eigene Willensstärke gut möglich gewesen.

Um den Ködern nutritiver supernormativer Stimuli zu entkommen, können wir von Professor Sinclair lernen. Dazu sind folgende Punkte aus meiner Sicht wichtig:

1. Wenige feste Mahlzeiten ohne Zwischenmahlzeiten pro Tag, idealerweise nur ein bis zwei.
2. Integration von regelmäßigen Fastenzeiten, z. B. einem Tag pro Woche, oder verlängerte Fastenintervalle, die dem Körper Zeit für Reparaturvorgänge lassen.
3. Bevorzugung von Nahrungsmitteln mit geringem Glykämischen Index und geringer Glykämischer Last, wie z. B. nicht stärkehaltige Gemüsesorten (Salate, Paprika, Brokkoli, grüne Bohnen, Blumenkohl, Spitzkohl etc.), Hülsenfrüchte

(Linsen, Kichererbsen, Bohnen), Vollkornprodukte (Haferflocken, Gerste, Roggen, Quinoa), Milchprodukte (fettarmer Joghurt), kleine Mengen an frischen Beeren (Himbeeren, Blaubeeren, Erdbeeren) oder Äpfel, Nüsse und Samen (Mandeln, Walnüsse, Chiasamen, Leinsamen) und moderate Zufuhr von magerem Fleisch, Eiern, Fisch und Meeresfrüchten.

4. Mahlzeiten selbst herstellen, um den Überblick über die Inhaltsstoffe zu behalten, und generell die Vermeidung von Fertigprodukten.
5. Qualität vor Quantität.
6. Vermeidung von Aromen und Geschmacksverstärkern und anderen supernormativen Stimuli der Ernährung.
7. Achtsamer Umgang mit Salz.
8. Einkaufsliste vor dem Gang in den Supermarkt schreiben und nie hungrig einkaufen gehen.
9. Essenspläne am Vortag durchdenken und Analyse von Fallstricken (Buffets, Restaurantbesuche, Feiern), bei denen gute Vorsätze unterwandert und Routinen durchbrochen werden.

7 Sexualität und Liebe

Konsumprodukt Sex

Hand aufs Herz: Hat sich Ihr Liebes- und Sexleben in den letzten Jahren durch Digitalisierung und Smartphone verändert? Falls bei Ihnen alles gleich geblieben ist, dann gehören Sie zu einer sehr kleinen Kohorte von Menschen, die sich der Technik und ihren Möglichkeiten bewusst oder unbewusst verschließt. Veränderungen der Umwelt beeinflussen sowohl die Sexualität als auch Beziehungen. Ein immer vielfältigeres Sortiment an sexuellen Belohnungsreizen »just in time« stellt uns heute vor die Qual der Wahl.

Zeitversetzt zu den zuvor beschriebenen Veränderungen der Ernährung, wird der Sexualität ein ganz ähnliches Schicksal zuteil. Die einstige Mangelressource Sexualität hat sich mittlerweile zu einem allseits verfügbaren Konsumprodukt entwickelt. Nicht enden wollende verführerische Reize, die an Qualität und Quantität alles Bisherige überbieten, ziehen die Aufmerksamkeit ihrer Zielgruppe Tag für Tag, 365 Tage im Jahr, auf sich. Wir leben heute wahrlich in einem Schlaraffenland für sexpositive Menschen. In der Anonymität digitaler Welten und den sich daraus ergebenden vielfältigen analogen Möglichkeiten lässt sich Sexualität enthemmt ausprobieren und konsumieren, wie es keine Generation zuvor konnte. Viele Menschen nutzen die neuen Freiheiten von Pornografie, modernen Sex-Toys, käuflichen und unverbindlichen Sex-Partnern, Online-Dating etc. verantwortungsbewusst und auf eine gesunde Art und Weise. Dies kann als Befreiung für eine sexuelle Selbstbestimmung viele Vorteile mit sich bringen. Damit Liebe und Sex gelingen können, bedarf es aus meiner Sicht auch keines normativen Korsetts oder stringenter Vorgaben aus Religion, Pädagogik oder Gesellschaft. So variabel wie die Charaktere und Biografien der Menschen, so vielfältig dürfen und sollen auch Liebe und Sexualität sein. Auch ich sehe in meiner Praxis tagtäglich viele verschiedene Möglichkeiten, wie Liebe und Sexualität heute gelingen können. Es gibt hier kein allgemeingültiges Erfolgsrezept. Ich vermeide Wertungen wie »normal« und »unnormal« in Bezug auf Sexualität und Beziehung, und falls diese Worte fallen, lasse ich mir sehr genau beschreiben, was mein Gegenüber darunter versteht.

Als Ärztin komme ich immer dann ins Spiel, wenn ein direkter oder indirekter Leidensdruck entsteht, wenn selbst- oder fremdschädigende Verhaltensweisen vorliegen, wenn Gesetze gebrochen oder Verträge nicht eingehalten werden. Und hiervon sehe ich seit zwei Jahrzehnten immer mehr und extremere Fälle in meiner Praxis.

Zwänge und Abhängigkeiten: mehr Ähnlichkeiten als Unterschiede

Für immer mehr Menschen endet die einstige Freiheit sexueller Selbstbestimmung leider in der Enge zwanghafter und abhängiger Verhaltensweisen und Gedanken. Weil zwanghafte und abhängige Verhaltensweisen oftmals in einem Atemzug benutzt werden, möchte ich hier kurz einen Überblick über deren Ähnlichkeiten und Unterschiede geben:

Die Ähnlichkeiten:

- repetitive Verhaltensweisen oder Gedanken
- unangenehmes Druckgefühl beim Versuch, das Verhalten zu unterbinden
- Reduktion oder Verlust der Kontrolle über das Verhalten
- Ausdehnung des dysfunktionalen Verhaltens, je länger die Störung anhält
- Schamgefühl, das zu einem Verstecken der Problematik führt

Die Unterschiede:

- Menschen mit einer Zwangsstörung erleben eine negative Verstärkung, die sie »weg von« einer befürchteten Konsequenz gehen lässt. Mittels Zwangshandlungen, Zwangsgedanken oder -impulsen versuchen Betroffene zum Beispiel, ein Unglück zu vermeiden oder negative Gefühle wie Ängste zu besänftigen (beispielsweise beim Waschzwang die Kontamination mit Keimen, beim Kontrollzwang das Vermeiden eines Schadens durch Nachlässigkeit, beim Zählzwang die Abwendung eines Unglücks). Menschen mit Abhängigkeit erleben eine positive Verstärkung, die sie »hin zu« einer angenehmen Konsequenz treibt, sie können dadurch Probleme verdrängen (z. B. der Alkoholiker oder der Pornoabhängige, der Alkohol oder Pornos konsumiert, um Probleme kurzfristig zu vergessen).

Während Patienten mit Zwangsstörungen erkennen, dass die Sorgen und die damit in Zusammenhang stehenden Zwänge irrational und überzogen sind, ist die Wahrnehmung eines Abhängigen in Bezug auf die eigene Problematik reduziert.

Die Tatsache, dass Online-Spielsucht von der WHO in der ICD-11 erstmalig als Verhaltenssucht anerkannt wurde, zuvor jedoch als Impulskontrollstörung den Zwangserkrankungen zugeordnet worden war, zeigt, dass es bei den zwei Krankheitsbildern von Zwängen und Abhängigkeiten mehr Überschneidungen als Unterschiede gibt. Die Öffnung der Rubrik Verhaltenssüchte in der Internationalen Nomenklatur von Erkrankungen (ICD) war ein Politikum, da es viele Stakeholder gibt, die vehement gegen eine entsprechende Zuordnung sind:

- Industriezweige, die abhängiges und zwanghaftes Verhalten erzeugen, um dadurch Milliardenumsätze zu erlangen (z. B. Gaming-, Porno-, Sex- oder Nahrungsmittelindustrie),
- Krankenkassen, denen die neue Zuordnung von Erkrankungen tiefe Löcher in die Kassen reißen würde.
- Betroffene, die ihr eigenes entgleistes Verhalten versuchen zu vertuschen oder zu verharmlosen.

Die Geschichten meiner Patienten, die ich täglich in meiner Praxis höre, beginnen fast immer mit einem harmlosem Genuss, mit Neugier und dem Wunsch nach Belohnung. Sie enden leider für einige Betroffene ohne Happy End. Die langsame Transformation von bekennenden Sex-Gourmets hin zu anonymen »Sexaholikern« verläuft über Jahre hinweg und ist, im Gegensatz zu anderen Süchten, für Außenstehende unsichtbar. Auch fällt es Betroffenen schwer, ihre eigenen Symptome korrekt einzuordnen. Ich sehe in meiner Praxis alle Altersgruppen: Der jüngste Patient war gerade mal 17 Jahre alt, der älteste Patient über 80 Jahre. Auch finden sich Betroffene aller Berufs- und Bildungsgruppen, wobei der Anteil von Männern gegenüber Frauen gruppenübergreifend deutlich überwiegt.

Die drei Säulen der Sexualität

Wenn ich von Sexualität als Oberbegriff spreche, dann unterteile ich gedanklich die drei Bereiche Fortpflanzung, Liebe und Triebe. Lassen Sie mich kurz erläutern, was ich damit meine und wie sich die Bereiche verändert haben:

Fortpflanzung

Hier ist der biologische Akt der Sexualität gemeint, der seit der sexuellen Revolution durch sichere Verhütungsmittel und Straffreiheit von Abtreibung recht sicher kalkulierbar geworden ist. Der Weg bis zur Zeugung und Geburt eines Kindes hat zudem viele zusätzliche Stellschrauben erhalten, an denen mittlerweile auch kräftig gedreht wird: Samenbanken, Eizellspenden, Leihmütter, Co-Parenting, »Social Freezing«, also das Einfrieren von Eizellen und Samen für einen späteren Kinderwunsch, Kinderwunschpraxen und Pränataldiagnostik sind einige von ihnen. War früher die ungeplante Schwangerschaft ein Problem, so scheint es heute eher der unerfüllte Kinderwunsch zu sein. Paare schieben den Kinderwunsch in der biografischen Lebenslinie immer weiter nach hinten. Es ist schon spannend, welche Wege Paare heute bereit sind zu gehen, bis das Wunschkind in ihren Armen liegt. Ein Paar aus meiner Praxis schaffte es mithilfe einer Eizellspende aus Slowenien und einer Leihmutter aus Griechenland, sich seinen Kinderwunsch zu erfüllen.

Liebe

Liebe ist ein komplexes, vielschichtiges Konstrukt, das von Menschen oftmals variabel definiert wird. Für mich ist Liebe ein tiefes Gefühl, das Nähe, Zuneigung, Sympathie und Wohlwollen einschließt. Das Fundament von Liebe sind Vertrauen und Wertschätzung. Es beinhaltet zudem eine gemeinsame Ausrichtung im Leben. Liebe macht aus einem »Du« und »Ich« ein »Wir«. Wie ein guter Wein braucht Liebe Zeit zum Reifen. Sie inkludiert eine gemeinsame Vergangenheit, Gegenwart und Zukunft. Liebe ist in der Lage, Höhen und Tiefen zu überstehen und sie wächst an Problemen und Aufgaben über die Zeitachse hinweg, ohne zu zerbrechen. Liebe braucht aber auch Grenzen, die sie durch Wertigkeit und Bedeutung von Beliebigkeit abzugrenzen vermag. Wenn Verliebtheit in Liebe umschlägt, dann strömen das Bindungshormon Oxytocin und das Glückshormon Serotonin.

Triebe

Die triebhafte Seite der Sexualität sucht Aufregung, Abenteuer, Lust und Leidenschaft. Sie hält nach Neuigkeit Ausschau und liebt den Rausch von schneller und intensiver Befriedigung und ekstatischem Hochgenuss. Dabei neigt sie zu Impulsivität und nimmt Risiken in Kauf, um im Hochgefühl des Orgasmus und der Lust aufzugehen. Die triebhafte Seite der Sexualität lässt das phasische Dopamin des mesolimbischen Belohnungssystems in die Höhe schießen, dessen hohe Peaks nach noch höheren Peaks verlangen. Triebe reagieren kurz entschlossen, reflektorisch, unbewusst und sind damit der Ankerplatz für die Köder sexueller Verführungen. Pornografie, Hightech-Sex-Toys, schnelllebige unverbindliche und käufliche sexuelle Angebote aktivieren die triebhafte Seite der Sexualität stark. Heute sind die sexuellen Triebe in der Lage, ein weitestgehend autonomes Eigenleben zu führen.

Das traditionelle romantische Liebesideal vereint alle drei Bereiche in einer Person. Heute koexistieren die drei Säulen zunehmend voneinander getrennt in Silos, die sich gegenseitig nicht mehr zu brauchen scheinen. Während Liebe sich nach Einzigartigkeit, Gesehenwerden, Nähe, Verbindlichkeit, Konstanz und der Abgrenzung zur Umgebung sehnt, suchen die Triebe nach kurzfristigem Vergnügen, risikoreichem Abenteuer, Erregung und Neuigkeit. Probleme sind da durchaus vorprogrammiert, denn die Liebe und die Triebe sind und waren noch nie beste Freunde. Besonders Langzeitbeziehungen haben es in diesen Zeiten nicht leicht, da von außen starke Konkurrenz aufwartet. Die Erfindung, wie triebhafte Sexualität in einer nahen Liebesbeziehung konserviert werden kann, steht noch aus.

Belohnungsreiz Orgasmus

Der Orgasmus beschert Tieren und Menschen unvergleichliche Höhenflüge. Dies bringen seine Synonyme »Höhepunkt«, »Ekstase« und »Klimax« zum Ausdruck. Ihn im Visier, vergessen Menschen die Sorgen und Mühen eines imperfekten Alltags. Der Orgasmus lässt uns ein intrinsisch erzeugtes »High« erleben, das ganz ohne Drogen und Substanzen aus uns selbst heraus entstehen kann. Er hat viele Ähnlichkeiten mit einem aufbrausenden Unwetter, dessen Entladungen mit Blitz und Donner und seiner angenehmen Ruhe danach die Luft klarer und die Natur friedlicher wirken lassen. Auch beim Orgasmus wird die angestaute Energie der Triebe eruptiv entladen. Danach tritt eine Befriedigung ein, die eine kathartische Wirkung auf Körper, Psyche und die Beziehung hat. Die Franzosen nennen den Orgasmus metaphorisch den kleinen Tod, »la petite mort«. Damit bringen sie das Glücksgefühl von Leidenschaft, Sinnlichkeit und Intensität zum Ausdruck, das nach einem kurzzeitigen Verlust von Kontrolle im Orgasmus in die wohltuende Weite von Entspannung und Freiheit zu münden vermag. Diese orgastischen Entladungen können zentral oder peripher ausgelöst werden. In der Regel ist es jedoch ein choreografisches Zusammenspiel aus beiden Anteilen. Schauen wir uns einmal die beiden Arten orgastischer Pole näher an:

Der zentrale Orgasmus

Vielleicht erinnern Sie sich noch an feuchte Träume? Etwa während der Pubertät, wenn sexuelle Hormone zu Höchstform auflaufen, um uns von der Kindheit ins Erwachsenenalter zu transformieren. In der wahnsinnig schönen Phase von Verliebtheit passiert es einfach, dass der Schwarm der Schmetterlinge im Bauch, den man mit dem Tagesbewusstsein gerade noch in Schach halten kann, in der Nacht unbewusst für heiße und feuchte Träume sorgt. Das Faszinierende daran ist, dass dieser zentrale Orgasmus völlig berührungslos passiert, nur durch die Macht eines autark agierenden Kopfkinos. Träumen ist es egal, ob Zeiten, Orte oder Personen zusammenpassen, denn die Tageslogik und deren Bewertung durch einen steuernden und hemmenden Präfrontalen Kortex haben dabei Sendepause. Das triebhafte Unbewusste arbeitet eher unlogisch in Bildern und Emotionen, die Dinge möglich machen, die im Tagesbewusstsein nicht möglich sind.

Der Kopf ist unser wichtigstes Sexualorgan. Er entscheidet, ob die sexuellen Triebe ein »Go« oder ein »Stopp« bekommen. Im Alltag steht die Ampel dafür in der Regel auf »Rot«, sodass wir es schaffen können, uns an soziale Normen und Regeln anzupassen. Gehemmt werden die sexuellen Triebe auch durch schlechte Erfahrungen der Vergangenheit, Ängste und Sorgen. Befeuert werden die Triebe durch Pornografie, die den Präfrontalen Kortex umgeht, um direkt ins Zentrum des Belohnungssystems zu treffen. Sie feuert Kopfkino und sexuelle Fantasie nicht nur an, sie ist auch in der Lage, eigene sexuelle Fantasien, die Kreativität, Erinnerung und imaginative Visualisierung erfordern, zu überschreiben oder sogar auszulöschen. Eigene sexuelle Skripte geraten in den Hintergrund, während Pornoskripte an Dominanz gewinnen. Sie sind in der Lage, das eigene sexuelle Wollen, Sein und Können nachhaltig zu beeinflussen. Dies nicht immer zum Vorteil des Konsumenten.

Der periphere Orgasmus

Sexuelle Erregung in der Peripherie geht vorwiegend über eine Stimulation der Mechanorezeptoren von Haut und Schleimhäuten erogener Zonen aus. Diese reagieren auf Druck, Berührung, Vibration und Dehnung. Vor allem um die Eichel des Penis und um die Klitoris der Vulva herum ist deren Anzahl besonders hoch, die durch leichte oberflächliche und vor allem schnell wechselnde Bewegungsimpulse aktiviert werden. Die Rezeptordichte auf engstem Raum der Klitoris und Vulva der Frau ist dabei deutlich höher als die auf der flächigeren Eichel und dem Penisschaft des Mannes. Die heutigen Hightech-Vibratoren lösen durch die schnellen Vibrationsimpulse eine Art komplexen orgastischen Reflexbogen aus, der ganz ohne unterstützendes erotisches Kopfkino auskommen kann. Den Vibrator an der richtigen Stelle auf der Vulva angesetzt, schon steigt die Erregung von null auf hundert.

Orgasmus in Eigenregie

Masturbation, also die sexuelle Erregung bis zum Orgasmus mit oder ohne Hilfsmittel in Eigenregie, ist prinzipiell eine normale und gesunde Aktivität, der auch schon unsere Vorfahren nachgegangen sind. So lange ist es noch gar nicht her, dass ein erotisches Rendezvous mit sich selbst noch in guter alter Hand- und

Kopfarbeit ganz ohne Hilfsmittel vonstattenging. Die Handarbeit bestand aus einer einfachen manuellen Stimulation erogener Zonen, manchmal unterstützt mit einfachen Hilfsmitteln, zum Beispiel einem voll aufgedrehten Duschbrausekopf. Für die Kopfstimulation dienten erlebte erregende Erinnerungen, imaginierte sexuelle Fantasien oder einfache Bildvorlagen von Menschen in sexy Posen. Die Kombination aus einem guten Timing von Kopf- und Handarbeit reichte aus, um triebhafte Energie zielsicher orgastisch zu entladen.

Heute stehen unbegrenzte, immer stärker werdende und sofort verfügbare Reize zur Verfügung, die der Masturbation zentral und peripher kräftigen Rückenwind verleihen. Vergleichen Sie es mit herkömmlichem Fahrradfahren, wo man noch kräftig in die Pedale treten und schwitzen musste. Inzwischen sind wir, dank supernormativer sexueller peripherer und zentraler Stimuli, mit einem Turbo-E-Bike unterwegs. So sind wir orgastisch immer auf der Überholspur, und dies ohne Aufwand. Ein Orgasmus »to go«, allseits abrufbar mit einem »Just in time«-Versprechen, dazu noch zeitsparend und gefahrlos, ganz ohne lästige Erkrankungen, ungeplante Schwangerschaften und ganz ohne Werbebemühungen, zeitkonsumierendes Vorspiel, Einsammeln von Körben etc.

Der Coolidge-Effekt

Warum Pornografie uns heute so stark im Griff halten kann, versucht der aus dem Tierreich abgeleitete »Coolidge-Effekt« zu erklären. Seinen Namen verdankt er einer Anekdote, die man sich über den früheren US-Präsidenten Calvin Coolidge und seine Frau Grace erzählt hat. Nach einer getrennten Führung auf einer Hühnerfarm in den 1920er-Jahren habe seine Frau beeindruckt zu ihm gesagt: »Calvin, stell dir vor, der Hahn treibt es achtmal am Tag!« Darauf habe Herr Coolidge geantwortet: »Liebe Grace, aber sicherlich nicht immer mit derselben Henne!«

Bei männlichen Schafen oder Ratten, denen nur ein einziger Sexualpartner zur Verfügung gestellt wird, verblasst die Lust nach einem zweiten oder dritten Begattungsakt zunehmend. Die nachlassende Lust zeigt sich durch eine verlängerte Zeit bis zum Einsetzen der Ejakulation. Dies ändert sich allerdings schlagartig, wenn ein neues weibliches Tier in Reichweite kommt. Die Lust kommt zurück und mit ihr auch die Geschwindigkeit bis zur Ejakulation. Der Coolidge-Effekt birgt für männliche Tiere den evolutionären Vorteil, dass sie dabei möglichst viele genetische Lose in der Lotterie der Fortpflanzung ziehen. Ihre Gene, auf eine größere Anzahl an Weibchen verteilt, können zu einer erhöhten Vielfalt an Nachkommen führen. Dies wiederum erhöht die Chance, dass auch die Nachkommen ihre Gene erfolgreich weitergeben können.

Eine nachlassende sexuelle Ansprechbarkeit in Langzeitbeziehungen ist auch bei Menschen ein häufiges Thema. Guter Sex trotz Liebe ist keine leicht zu bewältigende Aufgabe. Das »Liebe-Machen« in einer verbindlichen Beziehung benötigt Sicherheit, Nähe und Vertrauen. Dieses Trio beflügelt die initial noch wild hin und her flatternde Schar an Schmetterlingen im Bauch der Protagonisten leider nicht, sondern wirkt auf sie eher wie eine Überdosis an Tranquilizern. Der Killer von Lust und Leidenschaft erster Ordnung ist eine wiederkehrende und vorhersagbare Monotonie sexueller Aktivitäten, die wie Botox glättend auf die einstigen Peaks phasischer Dopaminausschüttung wirkt. Zum erneuten Fließen sexueller Energien sorgt der Kick sexueller Triebhaftigkeit, der den Blick in die Ferne schweifen lässt, immer parat für den Sprung hin zu neuen aufregenden und lustvollen Abenteuern. Die Kirschen in Nachbars Garten schmecken ja bekanntlich am besten. Manchmal fällt dabei der Blick auch auf die verführerische Besitzerin oder den charismatischen Besitzer des Baumes. In sichtbarer und greifbarer Nähe bergen potenzielle Partner ein Versprechen auf neu zu entfachende Lust, die das zu versiegen drohende Feuer heimischer Leidenschaft vielleicht noch einmal auflodern lässt. Ein nicht ganz einfaches und risikoreiches Unterfangen, damals wie heute. Nur heute braucht man dazu nicht einmal mehr das Haus zu verlassen. Pornografie, Sex-Toys und in virtuellen Welten in Aussicht gestellte unverbindliche und käufliche Sex-Partner sorgen für ausreichend Abwechslung.

Die Metamorphose von Pornografie

Das Ziel von Pornografie ist die Erregung des Empfängers. Sie löst dominoartig den Wunsch nach Befriedigung im Orgasmus aus. Pornografie zielt auf die triebhafte Seite von Sexualität und dient als Masturbationsvorlage der zentralen sexuellen Stimulation. Wenn wir einen Blick auf die Geschichte der Menschheit werfen, so schien auch schon bei unseren weit entfernten Vorfahren ein Interesse an Pornografie bestanden zu haben, wenn auch, im Vergleich zu heute, mit deutlich geringeren Verbreitungsmöglichkeiten und in eher homöopathischen Dosierungen. Waren es seit der Vorantike noch Darstellungen von Künstlern an Höhlenwänden oder Erzählungen beim Lagerfeuer, so erblühte das geschriebene Wort in erotischen und pornografischen Schriften durch die Erfindung des Buchdrucks ab dem 15. Jahrhundert, die dadurch einem wesentlich breiteren Publikum zur Verfügung gestellt werden konnten. Expliziter wurde es seit der Erfindung des Fotos ab 1827 und seit der Erfindung des Filmes ab 1894. Die sexuelle Revolution der 60er-Jahre feierte die triebhafte Seite der Sexualität als Befreiung. Deren promiskes Statement »Wer zweimal mit derselben pennt, gehört schon zum Establishment!« war durch eine sichere Verhütung und die

Straffreiheit von Abtreibung möglich. Es folgten die Legalisierung von Pornografie 1975 und die Blütezeit von *Playboy* und *Penthouse*, deren Printausgaben Millionenauflagen erreichten. Für damalige Verhältnisse gewagte erotische Filme wie *Eis am Stiel* füllten noch Kinosäle. In den 80er-Jahren wirkte HIV hemmend auf die sexuelle freizügige Entwicklung. Ungeschützter Sex konnte einen tödlichen Ausgang nehmen. Dafür florierte die gefahrlose Masturbation in der Sicherheit gebenden Enge von Sex-Videokabinen. Mit fortschreitender Technik von VHS und DVD verlagerte sich Pornografie dann in die heimischen Gefilde. Sex-Telefon-Hotlines und erste Cam-Girls boten ihre Dienste im Internet an.

Immersive Pornografie

Mit dem Anfang des neuen Jahrtausends gelang der Pornografie ein Quantensprung. Das Internet wurde immer schneller, die Smartphones immer handlicher, und die Digitalisierung potenzierte die Verfügbarkeit pornografischer Inhalte ins Unendliche. Schon lange ist Pornografie keine Einbahnstraße mehr, die sich lediglich auf den Konsum von Bildern, Videos, Texten und Tonaufnahmen beschränkt. »Virtual Reality« (VR) verleiht ihr eine dritte Dimension, und »Augmented Reality« macht das eigene Schlafzimmer zur Bühne pornografischer Inhalte. Hightech-Sex-Toys können in einer vierten Dimension zudem taktile Reize transferieren. Haptische Feedback-Geräte wie Sex-Toys, die sich über Bluetooth steuern lassen, und taktile Anzüge und Westen, die dem Empfang von Signalen dienen, erlauben damit ein immersives sexuelles Erleben in virtuellen interaktiven Welten. Das Internet und die Pornografie agieren hier mittlerweile wie siamesische Zwillinge. In einem interaktiven Austausch kann es zum unlimitierten immersiven Vergnügen des Gebens und Nehmens und des Konsums und der Bereitstellung von pornografischem Material kommen. Der Begriff der Immersion beschreibt eigentlich einen Zustand intuitiver Trance, der in Kombination mit einer hochgradigen Fokussierung auftritt. Wer sonst, wenn nicht der Orgasmus, schafft es, uns immersiv mit dem Augenblick eins werden zu lassen. Die orgastische Belohnung der Superlative ermöglicht dabei eine intuitive Trance, in der wir uns selbst neu erleben. Gleichzeitig inkludiert sie einen auf das Ziel gerichteten Hyperfokus, der unsere Sinne auf das Wesentliche einengt, um sie kurz darauf in eine gefühlt unendliche Weite und Freiheit zu entlassen. Jeder Jäger – ob Tier oder Mensch – kennt den Zustand der Immersion, wenn er versucht, sich der Beute zu nähern. Aber auch jeder von ADHS Betroffene kennt den Hyperfokus, der ihn bei in Aussicht gestellter Belohnung in seinen Bann zieht.

Das Belohnungssystem im sexuellem Ausnahmezustand

Besonders das männliche Belohnungssystem wurde über viele Tausend Jahre im Zustand sexuellen Mangels darauf geeicht, den Fuß in die Türe zu bekommen, wann immer sie sich öffnet, um sexuell aktiv zu werden. Die Veränderungen der letzten zwei Jahrzehnte verglühen im zeitlichen Vergleich der Menschheitsgeschichte wie ein Tropfen Wasser auf einem heißen Stein. Leider ist dabei ein für die Veränderungen erforderliches Gehirn System-Upgrade ausgeblieben. Oder sollten wir besser von einem eigentlich erforderlichen neuen Betriebssystem sprechen? Unser Belohnungssystem arbeitet weiter wie gewohnt nach altbewährter Rezeptur, und das Belohnungssystem und der in ihm aktive Neurotransmitter Dopamin verlangen unnachgiebig nach Neuigkeit, Aufregung und Abenteuer. Pornografie bedient alle seine kühnsten Wünsche.

Stellen Sie sich einen barfuß laufenden Eremiten vor, der einsam in der Wüste lebt und der täglich viele Kilometer zurücklegen muss, um sich Nahrung und frisches Wasser zu suchen. Wenn er nun einen Automaten vorgesetzt bekäme, an dem er sich täglich frisches Wasser und drei Mahlzeiten kostenfrei ziehen könnte, wäre er zutiefst glücklich und zufrieden, da er keine existenziellen Nöte mehr hätte. Würde man nun die Optionsvielfalt des Automaten tagtäglich um ein weiteres schmackhaftes Menü erweitern, aus dem er sich unlimitiert und kostenlos bedienen könnte, wann immer ihm danach ist, so hätte er zukünftig nicht nur die Qual der Wahl, sondern würde auch zunehmend untrainierter und korpulenter werden. Ein vergleichbares Szenario bietet die Auswirkung der Pornografie auf unsere zentrale orgastische Stimulation. Der limitierte Genuss pornografischer Reize fühlte sich wie Abenteuer, Genuss und sexuelle Freiheit an. Die heutige Vielfalt von Pornografie wirkt auf das Belohnungssystem jedoch so, als würde man den barfüßigen Eremiten im »Hon-Status« der Lufthansa und mit einer schwarzen Amex-Centurion-Kreditkarte um die Welt reisen lassen, um ihm in den Metropolen der Reichen und Schönen alle Wünsche von den Lippen zu lesen. Es käme für ihn zu einer schlagartigen Überforderung.

In einer vergleichbaren Situation befindet sich aktuell unser am Mangel gereiftes Belohnungssystem. Es feiert heute die immersive Vereinigung aller analogen Wünsche und unendlicher digitaler Antworten dazu. Aus dem Mangelzustand limitierter Sexualität kommend, lebt es heute in einem Schlaraffenland sexueller Optionen, aus denen es sich unlimitiert bedienen kann. Eine schöne Vorstellung? Für Dopamin, das nach »Mehr« und »Sofort« und »Neu« Ausschau hält, sicherlich. Pornografie hat zu allen Fragen eine Antwort parat und kann damit zu einer unscharfen Allzweckwaffe des Alltags werden: Langeweile: Pornografie. Stress auf der Arbeit: Pornografie. Ärger mit dem Partner:

Pornografie. Einsamkeit: Pornografie. Einschlafhilfe: Pornografie. Keine Lust auf die Steuererklärung: Pornografie. Sinkende oder steigende Aktienkurse: Pornografie. Es gibt etwas zu feiern: Pornografie. Attraktive Person in Straßenbahn gesehen: Pornografie.

Pornografie wird die Insel guter Gefühle, die unabhängig von eigener Attraktivität, völlig ohne Aufwand und gänzlich ohne die Gefahr, sich Körbe einzufangen, immer dann parat steht, wann man sie braucht. Triebhafte ungebändigte Sexualität kann auf dem Smartphone der heimischen Komfortzone erlebbar werden, die Pornografie so attraktiv macht, nicht nur wegen des Coolidge-Effektes der Neuigkeit. Zudem reagiert unser Belohnungssystem auf digitale Reize ähnlich stark wie auf analoge Reize der realen Welt.

Werfen wir einen Blick auf die pornografischen Vorlieben der Deutschen. Im Ranking der in Deutschland am meisten besuchten Webseiten findet sich »Pornhub« (Platz 14), »X-Hamster« (Platz 23), gefolgt von »nurxxx.mobi« (Platz 34) (Similarweb, 2023). Pornhub veröffentlicht unter der Rubrik »Insights« ständig wechselnde hochinteressante statistische Trends weltweiter Vorlieben (Pornhub, 2022). Für das Jahr 2022 zeigten die Deutschen wie in den Vorjahren einen Hang zu Videos der eigenen Kohorte. So waren »German« und »Deutsch« weiterhin die zwei Top-Suchbegriffe. Den höchsten Zuwachs erzielte die Suchanfrage »Curvy German« mit einem Plus von 833 Prozent. Platz 1 der Suchkategorien war, wie die Jahre zuvor auch, die Rubrik »Anal«, die um 408 Prozent mehr Anfragen verzeichnete, gefolgt von »Pissing« mit einem Zuwachs von 148 Prozent. Der durchschnittliche Deutsche bleibt auf der Seite Pornhub.com zehn Minuten und sechzehn Sekunden. Damit eine Minute und fünfundzwanzig Sekunden länger als im Jahr 2016 (Pornhub, 2022).

Der Anteil an Männern (74 Prozent) ist im Vergleich zu den

Frauen (26 Prozent) im Jahr 2022 knapp dreimal so hoch (Pornhub, 2022). Damit ist und bleibt Pornografie eine eher männliche Disziplin, auch wenn der Anteil weiblicher Konsumenten kontinuierlich steigt. Pornografie greift bevorzugt die Skripte männlicher Fantasie auf. Es gibt aber auch Gegenströmungen, die weg von den professionellen Pornoinszenierungen auf die Darstellung von echten Amateurpaaren setzen, nach dem Motto: »Make love, not porn«. Oder Pornoregisseure und -regisseurinnen, die sich bemühen, die klassischen männlichen Skripte zu durchbrechen und hinsichtlich Gesundheit, Persönlichkeitsrechten und Bezahlung von pornografischen Sex-Arbeiterinnen ethisch vertretbare Pornografie zu produzieren. Bei dem weltweit hergestellten Material ist dies keineswegs immer der Fall. Teilweise ist sehr schwer verdauliche Kost dabei, die selbst abgebrühte erwachsene Gemüter an ihre Grenzen bringt.

Besonders kritisch sehe ich den frühzeitigen Konsum von Pornografie bei Kindern und Jugendlichen vor oder während der Pubertät, der sehr schädlichen Einfluss auf deren sexuelles Sein, Wollen und Können nehmen kann. Mit dem ersten Smartphone, spätestens ab der 5. Klasse, gelangt Pornografie spielend leicht ins Kinderzimmer. Ein weltweiter Feldversuch ohne Ethikkommission, der hier aktuell stattfindet. Länderspezifischer Kinder- und Jugendschutz agiert gegen die oftmals im Ausland sitzenden großen Porno-Portale wie ein zahnloser Tiger. Wie Kinder- und Jugendschutz in virtuellen Welten aussehen kann und wem er obliegt, ist ein fortwährendes ungeklärtes und umstrittenes Thema. Die Maßnahmen der Länder lassen sich über Virtual Private Network (PVN) oder spezielle Browser leicht umgehen. Dieses Wissen spricht sich rasant auf Schulhöfen herum oder ist über YouTube-Tutorials im Handumdrehen zu lernen. Mit der schrittweisen Vorbereitung auf Sexualität durch Zeitschriften wie *Bravo* und Co. in meiner Kindheit und Jugend hat die Pornografie im Netz kaum noch etwas gemein.

Supernormative Stimuli in der Sexualität

Supernormative sexuelle Stimuli sind im Vergleich zu den sexuellen Reizen unserer Vorfahren heute:

- unlimitierte Pornografie, die mit unserem Körper und Gedanken immersiv verschmilzt
- Hightech-Sex-Toys, die reflektorische Entladungen im Orgasmus unvermeidbar machen
- ständig wechselnde käufliche oder unverbindliche Sexualpartner, die sich im Internet über zahlreiche Apps und Portale niederschwellig finden lassen

Kein Partner kann mit der Fülle pornografischer Reize mithalten. Keine Zunge, keine Hand, kein Penis der Welt kann den Frequenzen moderner Vibratoren die Stirn bieten. Sexuelle Vorlieben können heute passgenau per Apps mit GPS-Koordinaten im Default Modus gematcht und sofortig realisiert werden. Man kann hier von einer Autonomisierung der triebhaften Sexualität sprechen (Melzer H., 2018). Wir alle tauchen heute ein Stück weit in die unendliche Weite eines mit supernormativen sexuellen Stimuli angereicherten globalen Ozeans an Lust und Leidenschaft ein. Während die einen neugierig und unbefangen in ihm baden, erleben die anderen schon die Zugwirkung der Haken, die in der Lage sind, sie in eine Richtung zu ziehen, die sie nie einschlagen wollten.

Die Folgen eines enthemmten Belohnungssystems sehe ich im Extremfall in Form von zwanghaften und abhängigen sexuellen Verhaltens- und Denkweisen in meiner Praxis. Patienten, die es nicht mehr schaffen, ihr Leben in den Griff zu bekommen. Gleichzeitig sehe ich Menschen mit äußerst ungewöhnlichen und über Pornografie »gezüchteten« Vorlieben, die kaum noch mit realen Partnern zu realisieren sind.

Stellvertretend für eine große Anzahl an verschiedenen Anfragen, die mich tagtäglich in meiner Praxis erreichen, möchte ich hier eine anonyme E-Mail teilen, die viele negative Aspekte sexueller supernormativer Stimuli aufzeigt, die außer Kontrolle geraten. In Klammern habe ich dazu die damit verbundenen therapeutischen Probleme eingefügt:

»[…] *Leider habe ich derzeit keine Beziehung, wünsche es mir aber sehnlichst für die Zukunft. Sex ist in einer Beziehung wichtig, aber für mich nicht möglich, da ich ohne Cialis nur schwer eine Erektion bekomme (EREKTIONSSTÖRUNGEN) und auch oft keinen Orgasmus (ORGASMUSVERZÖGERUNG). Um zu wissen, dass »es« noch klappt, habe ich in der Vergangenheit alle 1-2 Monate Bordelle besucht, aber wirklich schön ist/war das nicht (PROSTITUTION). Ich befürchte, ich sehe zu viele Pornos, auch Extremes (gibt es Möglichkeiten, da straffrei rauszukommen?), und ich logge mich viel zu oft bei Cam-Girls ein, was mich finanziell stark belastet (PORNOGRAFIE/KONSUM VON MISSBRAUCHSMATERIAL). Ich glaube, ich habe alles mal gesehen und sehr viel ausprobiert. Den »Ausschalter« finde ich von alleine nicht. Es überkommt mich immer wieder, und ich schaue mir Pornos oder Cam-Girls an, wenn ich vor meinem Laptop sitze. Ich masturbiere in der Regel 1–3 Mal und dann oft stundenlang am Tag. Gestern war seit Langem der erste Tag ohne …. Wie oft wollte ich das ändern, aber das Durchziehen klappt nicht (KONTROLLVERLUST).*

Ich habe Essen als Ersatz für Liebe entdeckt. Es gibt mir auch Genuss bzw. ein gutes Gefühl. Essen soll ja der Sex des Alters sein. Ich nehme mich zusätzlich sehr abgestumpft wahr (DESENSIBILISIERUNG). Beim Sex spüre ich sehr wenig im Vergleich zur Selbstbefriedigung. Ich hatte mal eine »Real-Sex-Doll«, derer habe ich mich aber entledigt (SEX-TOY). Selbst-

kritisch muss ich sagen, dass ich in Beziehungen wahrscheinlich zu wenig spreche, weil ich mich schäme (SCHAM). Das ist bekloppt, aber ich schaffe es nicht, weil ich Angst vor Ablehnung habe. Leider habe ich seit 3 Jahren keine Frau finden können, die keinen Kinderwunsch hat. Ich bin sterilisiert und lüge diejenigen, die ich kennengelernt habe, nicht an, und dann sind sie weg. Heißt, ich soll nur Samenspender sein, der Rest ist egal/wertlos. Könnte eine asexuelle Beziehung eine Lösung sein? Zurzeit bin ich nicht wirklich scharf auf Sex. Ich suche eher Zuneigung und Geborgenheit. Ich war auch schon mehrfach bei einer Kuschlerin (PROSTITUTION), aber dafür zu bezahlen fühlt sich nicht gut an. Entwertend trifft es sehr gut. Zum Thema Macho/Softi … Ich bin, wer ich bin, weil ich jemand anders sowieso nicht sein kann. Aber wer bin ich? Und was suche ich?

Pornos und Prostitution zu verbieten halte ich für eine gute Idee. Vor allem Pornos und Cam-Sex!!!!!! Ich gebe aktuell 1500–2500 Euro dafür im Monat aus (FINANZIELLER ASPEKT). Das ist Selbstschädigung, die auch ich betreibe. Hinter das Warum bin ich nur teilweise gekommen, es ist der Kick, was Neues zu erleben. Jedem Anfang wohnt ein Zauber inne. Manchmal treibt mich die emotionale Einsamkeit sogar in Suizidgedanken. Irgendetwas macht mich extrem traurig. Ich stelle mir vor, wie es wohl wäre in einer Partnerschaft. Ich gebe die Hoffnung nicht auf, noch jemanden zu finden, aber ich bringe den Mut nicht auf. […]«

Dieser Fall reißt einige Problemfelder an, die ich in meiner Praxis sehe (Melzer H., 2019):

1. **Alte sexuelle Funktionsstörungen im neuen Gewand:**
   Zu mir kommen junge Männer mit Potenzstörungen und Potenzmitteln in der Tasche. Bei Pornos gibt es diesbezüglich keine Probleme, der partnerschaftliche Sex reicht aber

für die Erregung nicht mehr aus. Kamen früher Männer mit vorzeitigem Samenerguss, so sind heute die Verzögerung und Hemmung des Orgasmus paradoxerweise im »Kommen«. Abstumpfung und Konditionierung spielen hier eine wesentliche Rolle. Zudem emanzipieren sich die Männer in Lustlosigkeit, wobei es, wenn man sich diese einmal näher anschaut, keine generelle, sondern eine partnerbezogene Lustlosigkeit ist. Waren früher die Frauen sexuell uninteressiert, so klagen heute die Frauen über asexuell wirkende Partner, die kaum noch Initiative zeigen.

2. **Quantitative Veränderungen:**
   Die Schere geht immer weiter auseinander zwischen den Unberührten, die sich hervorragend im Internet versorgen und theoretisch alles wissen, aber überhaupt noch keine praktische Erfahrung haben. Sie kommen dann mit Mitte dreißig und wollen wissen, wie eigentlich Partnerschaft funktioniert. Auf der anderen Seite sehe ich promiske Patienten, die ruhe- und rastlos von einem Partner zum nächsten »tindern« und zweistellige Listen über die parallelen und aktuellen Sexpartner führen, um nicht den Überblick zu verlieren.
3. **Qualitative Veränderungen:**
   Was früher Hardcore war, fällt heute unter die Rubrik Blümchensex. Spezielle außergewöhnliche Praktiken wie Voyeurismus, Exhibitionismus, Fetischismus und BDSM sind in der Mitte der Gesellschaft angekommen. Ungewöhnliche und oftmals gefährliche sexuelle Praktiken und Fetische bahnen sich ihren Weg, bei denen die immer härter werdenden Reize der Pornografie eine Rolle spielen, die sich mit der Zeit sukzessive zu verselbstständigen drohen und die in der Lage sind, innere sexuelle Skripte zu überschreiben.
4. **Veränderungen von Partnerschaften:**
   Die Themen, zu denen Langzeitpaare meine Hilfe in

Anspruch nehmen, drehen sich sehr stark um ein zunehmend suspektes Verhalten am Smartphone, das die Aufmerksamkeit immer wieder vom Partner abzieht. Doppelleben ungeahnten Ausmaßes werden sichtbar, wenn man in einem unbeobachteten Moment einen Blick auf das Smartphone des Partners wirft. Auch verschiebt sich der Treuebegriff immer mehr von »Ich bin dir treu« hin zu »Ich bin mir treu«, was schwerwiegende partnerschaftliche Probleme nach sich ziehen kann, da die Vertrauensbasis der Beziehung hierbei oftmals touchiert wird. Treue ist zunehmend komplex verhandelbar. Heute können wir Sex mit anderen haben und treu sein, wir müssen es halt vorher abgesprochen haben. Wir können aber auch dem Partner gegenübersitzen und ihn zugleich online betrügen.

Zu mir kommen Patienten in der Regel aus fünf Gründen, die mit einem problematischen Überkonsum sexueller Superreize einhergehen und ein Wegschauen der Betroffenen nicht mehr möglich machen:

- Probleme in der Partnerschaft, z. B. durch das Aufdecken von Doppelleben, sexuelle Funktionsstörungen oder sich ins Extreme verändernde sexuelle Vorlieben, die der Partner nicht mehr bereit ist mitzugehen;
- Probleme im Studium oder auf der Arbeit wegen anhaltenden Schlafmangels, Konzentrationsstörungen, Impulskontrollstörungen mit anzüglichem triebenthemmtem Verhalten gegenüber Kolleginnen oder Kommilitoninnen oder unerlaubtem Konsum von Pornografie während der Arbeitszeit;
- Probleme mit der Gesundheit: partnerbezogene Erregungsstörungen (erektile Dysfunktion, mangelnde Lubrikation), partnerbezogene Unlust und/oder sexuelle Abstumpfung, die sich als verzögerter oder ausbleibender Orgasmus im

partnerschaftlichen Kontext bemerkbar macht bei gleichzeitiger Konditionierung auf Masturbationsvorlieben. Sexuell übertragbare Erkrankungen als Folge einer risikobereiten Promiskuität. Aber auch unrealistische und durch Pornokonsum gezüchtete körperliche Schönheitsideale, die auf chirurgischem Wege zu realisieren versucht werden und die zu anhaltenden gesundheitlichen Problemen führen;
- Probleme finanzieller Natur: hohe Beträge für käufliche digitale und/oder analoge sexuelle Angebote, die das finanzielle Budget überbeanspruchen;
- Probleme mit dem Gesetz: Konsum von Missbrauchsmaterial, sexualisierte Cyberkriminalität und/oder analoge sexuelle Gewalt.

Gerade im Bereich sexueller Straftaten strömen zunehmend Männer in meine Praxis, die bisher ein nach außen hin völlig normales Leben mit Familie, Kindern und Karriere geführt haben. Hier spielt das Phänomen der Abspaltung eine Rolle, die ich zum besseren Verständnis an einem Fallbeispiel aufzeigen möchte.

Dr. Jekyll & Mr. Hyde und das Phänomen der Abspaltung

Die 1886 erschienene Novelle des ehrenwerten Dr. Jekyll und des skrupellosen Mr. Hyde ist der literarische Inbegriff einer gespaltenen Persönlichkeit. Dr. Jekyll, ein angesehener Arzt, der sich auch ohne Lohn um die Ärmsten der Armen kümmert, lagert den schlechten Teil seiner Identität in Mr. Hyde aus, der ohne Gewissen und Moral seine Triebe und Leidenschaften bis zum Mord auslebt. Psychoanalytisch schwankt das »Ich« des Protagonisten zwischen dem »Über-Ich« (Dr. Jekyll) und dem »Es« (Mr. Hyde).

Beschrieben wird hier das Krankheitsbild einer dissoziativen Identitätsstörung, die als multiple Persönlichkeit nur sehr selten anzutreffen ist und der ich als junge Assistenzärztin der Psychiatrie einer Uniklinik nur einmal in meiner ganzen klinischen Ausbildung begegnet bin. Der psychoanalytische Abwehrmechanismus der Abspaltung spielt hier eine große Rolle, in der nicht zur Deckung zu bringende und miteinander im Konflikt stehende Persönlichkeitsanteile separiert werden. Abspaltung braucht es auch, wenn das Verhalten von analogem und digitalem Leben nicht zur Deckung zu bringen ist. Es trennt nicht kompatible Bereiche des Lebens voneinander. Wie in einer Metamorphose bewegen sich Betroffene von einem in den anderen Teilbereich des Lebens. Im Extremfall so, dass die Anteile scheinbar völlig unabhängig agieren und gar nichts mehr voneinander wissen.

In meiner Praxis sehe ich Phänomene der Abspaltung in der Sexualität mittlerweile recht häufig. Der enthemmte »Es«-Anteil wird zunehmend in digitale Welten ausgelagert, die mit dem analogen Leben nur noch schwerlich in Deckung zu bringen sind. Die Triebe führen in der Sexualität, aber auch in der Beziehungsanbahnung ein immer bunteres Eigenleben, teilweise völlig entkoppelt von einem in der Regel unauffälligen analogen Alltagsdasein. Die Zusammenfügung abgespaltener Anteile findet dann oftmals unfreiwillig und eher zufällig durch Unachtsamkeit oder Zufall statt. Sie zwingen die Betroffenen nach einem initialen Schockzustand dazu, sich mit äußerst unbequemen Fragen zu beschäftigen, die sie durch Abspaltung zuvor perfekt ausblenden konnten. Ihre Mitmenschen reagieren verständlicherweise mit extremer Fassungslosigkeit und »End-Täuschung« und haben oftmals das Gefühl, dass das Fundament, auf dem sie bisher ihr Leben aufgebaut haben, ins Wanken gerät, als würden sie im Epizentrum eines Erdbebens stehen.

Ich sehe was, was du nicht siehst

Der Aufprall abgespaltener und nicht übereinstimmender Anteile eines Doppellebens beginnt zigfach jeden Morgen in Deutschland mit einer Überraschung unschöner Natur, die das bisherige Leben sofort zum Stillstand bringt. Zumeist erwischt es Männer, die bisher völlig unauffällig durchs Leben geschritten sind, die vorbildlich als Fußgänger bei Rot an der Ampel stehen bleiben, nach Starkregen Weinbergschnecken helfen, heil über die Straße zu kommen, oder sich ehrenamtlich als Elternbeirat in der Schule ihrer Kinder engagieren: Studenten, Familienväter, Priester, in Beziehung Lebende, Singles, Manager, Handwerker. Ich kann kein charakteristisches persönliches Merkmal bei der betreffenden Personengruppe ausmachen, die mittlerweile 10 bis 20 Prozent meiner Klientel ausmacht. Nur ein Merkmal haben alle gemein: ein kurz vor meinem Termin stattgefundenes Gespräch bei einem Fachanwalt für Strafrecht.

Nicht ahnend, dass sich ihr Leben am nächsten Tag massiv verändern wird, gehen sie allesamt abends seelenruhig zu Bett. So auch Johannes, ein 38-jähriger gut aussehender Mathematiker, der seinen zwei Kindern noch liebevoll eine Gute-Nacht-Geschichte vorliest. Seit acht Jahren ist er mit seiner Frau Nina zusammen, einer äußerst attraktiven und zielstrebigen promovierten Pharmakologin. Kennengelernt haben sich die beiden über die Online-Dating-App Tinder. Er hat sie mit seiner schüchternen, aufrechten und etwas unbeholfenen Art sofort fasziniert und fühlte sich gleich von ihrer Schönheit und Intelligenz verzaubert. Im Gegensatz zu den eher aufdringlichen Typen zuvor, die nur Sex von ihr wollten, schaffte er es mit seiner lieben tollpatschigen Art, ihr Herz im Sturm zu erobern. Beide waren im besten Alter, um »Nägel mit Köpfen« zu machen. Sie sehnten sich beide nach Verbindlichkeit und einer gemeinsamen Zukunft. Es folgten in rascher Abfolge die ritualisierte Löschung der Tinder-Profile, das Zusammenziehen, die Heirat und die Geburt der zwei Wunschkinder im Abstand von zwei Jahren. Beide waren beruflich erfolgreich eingespannt. Während sich Johannes nach getaner Abend häufig noch um die Entwicklung der Aktienkurse kümmerte oder im Netz herum surfte, telefonierte Nina am Abend mit ihren Freundinnen oder Eltern oder entspannte sich ein wenig in sozialen Netzwerken. Es folgte der Ausbau einer eigenen Doppelhaushälfte, die viel Kraft kostete. An der Tür des besagten Eigenheims kam es letztlich zur Aufdeckung des langjährigen Doppellebens von Johannes. Nicht wie gewohnt vom Wecker, sondern von der Haustürklingel wurde die Familie um sechs Uhr morgens aus dem Schlaf gerissen. Vor der Tür standen drei Polizeibeamte des Kriminalfachdezernats für Sexualdelikte. In der Hand hielten sie einen Hausdurchsuchungsbeschluss der Staatsanwaltschaft aufgrund des Verdachts der Sichtung und Verbreitung von Missbrauchsmaterial (sprich Kinderpornografie) im Netz. Dafür existierte ein konkreter Anlass, und zwar das Hochladen eines Missbrauchsbildes in eine Cloud vor einem Jahr.

Mittlerweile arbeiten die Länder kooperierend auch über Ländergrenzen hinweg, um Personen aus dem anonymen Dunkelfeld, d. h. die Fälle sexueller Gewalt und Missbrauch, die nicht erkannt, gemeldet oder angezeigt werden, in das Hellfeld zu befördern. Das Hellfeld sexueller Straftaten bezieht sich auf alle erfassten, gemeldeten und dokumentierten Straftaten. 2022 wurden 42 075 Fälle der Sichtung und Verbreitung von Missbrauchsdarstellungen von Kindern im Netz registriert – sieben Prozent mehr als 2021. Fasst man die Missbrauchsdarstellungen von Kindern und Jugendlichen zusammen, ergibt sich eine Zahl von mehr als 48 800. Damit hat sich die Zahl der Fälle im Vergleich zu 2018 mehr als verzwölffacht. Die Dunkelziffer dahinter ist allerdings oftmals noch wesentlich höher. Viele Opfer sind zu jung, um die Straftaten zu melden, oder zögern bei der Anzeige gegen Menschen aus ihrem direkten persönlichen Umfeld. Die entdeckten Fälle des Hellfeldes sind damit nur die Spitze eines Eisberges an sexuellem Missbrauchsmaterial im Netz, dem strafrechtlich nachgegangen wird (BKA, 2022).

Johannes wurde mit den Vorwürfen konfrontiert. Nina stand nur da, ihr Herz pochte, sie kam sich vor wie in einem schlechten Film. Konnte das wirklich wahr sein? Für polizeiliche Ermittlungen sichergestellt wurden das aktuelle Smartphone von Johannes, zwei seiner ausrangierten alten Smartphones, der Server der Familie, u. a. mit den darauf gespeicherten Familienfotos der letzten Jahre, ein ausrangierter alter Laptop von Johannes aus dem Keller und ein beruflicher, von seinem Arbeitgeber zur Verfügung gestellter Laptop. Zudem wurden alle Passwörter der Asservate erfragt und festgehalten, die Johannes vor Aufregung so schnell gar nicht alle korrekt einfielen. Während sich Johannes für den Tag noch schnell auf der Arbeit krankmeldete, ging es weiter aufs Polizeirevier. Dort wurden Fotos von ihm gemacht und seine Fingerabdrücke abgenommen. Zitternd kam er zurück nach Hause, wo ihn seine Frau mit vielen Fragen konfrontierte: Was genau hatte er sich angesehen? Waren auch Fotos der eigenen Kinder im Netz verbreitet worden? Was hatte er sonst noch im Internet gemacht? Während er dabei war, die Fragen zu beantworten, kamen die IT-Spezialisten der Polizei nicht an alle Daten heran. Einige der angegebenen Passwörter stimmten nicht. Da die Polizei die Vermutung hatte, dass Johannes absichtliche Falschangaben gemacht hatte, um strafbares Material heimlich zu beseitigen, umstellte kurz darauf eine Gruppe von Polizisten sein Haus, und Johannes landete für eine Nacht in Untersuchungshaft. Die Umstellung des Hauses bekamen dann auch die Nachbarn mit, die sich fragten, was nebenan los war. Nach der Freilassung folgte recht bald der Gang zum Strafanwalt und wenig später zu mir.

Viel extremer kann der Aufprall nicht sein. Durch die Hausdurchsuchung kamen die abgespaltenen und verheimlichten Anteile plötzlich mit Wucht ans Tageslicht. Der treu sorgende Vater, der sich an schwer missbrauchten Kindern und Jugendlichen erregt, ist für alle Außenstehenden kaum nachvollziehbar. Eine solche Entdeckung wirft Fragen auf, die auch der Beschuldigte selbst zum Teil kaum zu beantworten vermag. Ein Potpourri aus Fassungslosigkeit, Angst, Scham, Verzweiflung, Trauer, Schuld und Wut stellt die bestehende Beziehung auf einen schweren Prüfstand. So auch bei Johannes.

Jüngst schrieb mir ein Betroffener, der ein laufendes Strafverfahren hat: »*Schuldgefühle und Selbsthass plagen mich, sodass ich nicht mehr essen und schlafen kann. Ich kann auch mit keinem darüber reden, zu sehr wäre ich stigmatisiert. Ich habe Angst, von Familie und Freunden verstoßen zu werden. Ich bin mit der Thematik ganz allein, fühle mich einsam und isoliert und verstehe mich selbst nicht mehr.*«

Wie kann jemand, der sich im Alltagsleben nichts zuschulden kommen lässt, derartig abgrundtiefe Vorlieben entwickeln? Besteht eine bisher unbekannte Störung der Sexualpräferenz? Über welchen Zeitraum und in welchem Umfang wurde konsumiert? Wie genau wurde das Material beschafft, wurde es geteilt oder sogar selbst hergestellt? Sind die eigenen Kinder davon betroffen, ohne dass in der Familie davon bisher etwas ans Tageslicht kam? Welche Bedeutung hat der Vorfall für die Kernbeziehung, die berufliche Weiterentwicklung und das weitere Leben des Straftäters? Welches Strafmaß ist zu erwarten? Kann der aktuelle Beruf im Falle einer Vorbestrafung, Haft- oder Geldstrafe weiter ausgeübt werden? Warum setzte nicht der Verstand ein, der das Leid der Opfer hätte sehen und das eigene Verhalten hinterfragen können? Und warum kann man aus dem Leid von Kindern und Jugendlichen überhaupt Lust generieren? Wie kann man die Augen vor strafrechtlich relevanten Taten so sehr verschließen?

Diese Fragen stehen hier nur stellvertretend für eine Unmenge weiterer Fragen, die Antworten erfordern und für die nach der Hausdurchsuchung ausreichend Zeit bleibt. In München dauert, aufgrund der Fülle von Vorfällen, die Zeitspanne von Hausdurchsuchung bis Gerichtsverhandlung aktuell ein bis zwei Jahre. Zeit, in der u. a. ein ausführliches forensisches Gutachten erstellt wird. Oftmals sind die Menge und Schwere des Materials erdrückend. Einige meiner Patienten zeigen zwanghaft anmutende Züge, wenn sie versuchen, die Fotoserien bestimmter Kinderzimmer, in denen der Missbrauch stattgefunden hat, zu komplettieren. Fein säuberlich in Ordner abgelegt, finden sie dann die IT-Gutachter zur Auswertung.

Die Straftäter verlieren häufig völlig den Überblick, wie viele Bilder und Videos auf ihren Geräten zu finden sind. Einige meiner Patienten hatten über viele Monate bis Jahre das tägliche Ritual, sich aus unseriösen Quellen, teilweise aus dem Darknet, Zip-Dateien herunterzuladen, die dann wie eine Art Wundertüte für abendliche Aufregung sorgten. Schlimmes Beiwerk, zum Beispiel schwerster Missbrauch junger Kinder, wurde dabei in Kauf genommen, um an das persönlich bevorzugte – natürlich selbst kriminelle – Material zu kommen, beispielsweise im Falle der Hebephilie erotisches und sexuelles Material von pubertierenden Jungen und Mädchen im Alter zwischen 11 und 16 Jahren.

Viele der mit anhängenden Strafverfahren konfrontierten Betroffenen berichten mir, dass sie schon lange einen hohen Pornokonsum hatten. Auf der Suche nach immer wieder neuem Material gerieten sie oftmals durch Zufall oder über in Chats versendete Bilder an Missbrauchsmaterial. Die neuen Bilder hätten sie erregt und teilweise zugleich erschreckt. Mit der Zeit sei eine Gewöhnung eingetreten, sie hätten immer wieder fast schon automatisch nach neuem Material Ausschau gehalten, hierfür teilweise auch Bilder getauscht. Über das Leid der Kinder und Jugendlichen hätten sie sich beim Konsum oftmals wenig Gedanken gemacht, da sie selber das Material ja nicht erstellt hätten. Es sei ihnen auch gar nicht aufgefallen, dass zum Beispiel Pubertierende, normalerweise mit einer sie schützenden Scham ausgestattet, sich wohl kaum freiwillig in aufreizenden Posen ins Fotostudio setzen und posieren würden. Dass ihre Nachfrage nach den Fotos Anreiz zur Herstellung von neuem Material aktiviere, sei ihnen gar nicht in den Sinn gekommen. Ihr nächtliches zwanghaft anmutendes »Hobby« war von dem analogen Leben komplett abgespalten.

Durch das forensische Gutachten kommen manchmal auch strafrechtlich irrelevante, aber für die Partnerschaft oftmals fatale und äußerst diskussionswürdige, unschöne Informationen zum Vorschein: Unbekannte Profile auf Apps und Portalen für unverbindliche oder käufliche Sexangebote, Fake-Profile mit Falschangaben zur Person, unbekannte E-Mail-Accounts oder Chatverläufe zur sexuellen Kontaktanbahnung, in denen intime Details ausgeplaudert oder anzügliche Fantasien ausgetauscht werden, die auch die Persönlichkeitsrechte naher Familienangehöriger verletzen.

Bei Johannes folgten turbulente Zeiten in der Ehe. Fortwährend mit Fragen seiner Frau konfrontiert, versuchte er das Erlebte in der Beziehung und Vergangenheit mit den aktuellen Vorwürfen halbwegs in Einklang zu bringen und rang dabei immer wieder um Erklärungen. In seinem Fall kam durch den forensischen Bericht letztendlich das ganze Ausmaß ans Licht: über 2000 Fotos und 12 Stunden Videos, die Missbrauchsmaterial beinhalteten. Aber auch Profile in Dating-Portalen, geheime E-Mail-Accounts und mehrere Instagram-Fake-Accounts, in denen er sich teilweise als junges Mädchen ausgegeben hatte, sorgten für Irritation. Am Ende sah sich das Paar gezwungen umzuziehen, da sich die Informationen im sozialen Umfeld herumsprachen. Johannes erhielt eine Geldstrafe und eine Vorbestrafung auf Bewährung. Ob die Ehe weiter bestehen bleibt, ist aktuell noch offen und sicherlich vorwiegend abhängig von der familiären Situation mit den noch kleinen Kindern und den finanziellen Verstrickungen in Bezug auf die Immobilie.

Eine Person, multiple Leben

Aber nicht nur bei Missbrauchsmaterial sehe ich Abspaltungen, sondern auch im Aufbau von Doppelleben. Sicherlich gab es auch früher schon Heiratsschwindler und promiskuitive Partner, nur unterscheiden sich das Ausmaß und die Skrupellosigkeit durch die neuen technischen Mittel erheblich. Das Internet mit seinen vielen Möglichkeiten, schnell und heimlich Kontakte zu knüpfen und zu halten, hat sicherlich einen nicht unwesentlichen Anteil daran. Doch im selben Maße, wie die technischen Möglichkeiten Betrug ermöglichen, helfen sie auch, den Betrüger zu überführen. Dazu ein weiteres Beispiel aus meiner Praxis:

Martina, eine 52-jährige attraktive Unternehmerin, suchte mich auf, da sie Zweifel an der Treue ihres Lebenspartners Uwe hatte, mit dem sie seit zweieinhalb Jahren zusammen war. Nachdem sie sich über ein Dating-Portal kennengelernt hatten, hatten sie sich während der Corona-Zeit ein gemeinsames Leben aufgebaut, sodass sie planten, im darauffolgenden Jahr zu heiraten. Uwe, 54 Jahre, Professor an einer prestigeträchtigen Universität, als Ästhet äußerst auf sein Aussehen bedacht, war bisher nicht verheiratet. Martina gegenüber gab er an, dass er zuvor in ein paar festen Beziehungen gewesen sei, die er auch namentlich erwähnte, ohne zu sehr ins Detail zu gehen.

Eines Abends, bei einem flüchtigen Blick auf Uwes Smartphone, hatte Martina allerdings einen suspekten Chatverlauf mit einer ihr unbekannten Frau gesehen, die sich bei Uwe für den schönen Abend bei ihr zu Hause bedankte. Darauf angesprochen, ging Uwe direkt zum Gegenangriff über und meinte, Martina spioniere ihm nach und sei übermäßig eifersüchtig. Er betonte, der Kontakt zu dieser Frau sei völlig harmlos und irrelevant. Aufgrund von Martinas pathologischem Kontrollverhalten und ihrer unbegründeten Eifersucht habe er ihr nichts davon erzählt. Misstrauisch geworden, schaltete Martina eine Detektei ein, die Uwe mit einem Lockvogel ködern sollte. Der Lockvogel Stefanie wurde auf Uwe angesetzt, es kam online zu Flirtnachrichten, denen ein Treffen vor Ort folgen sollte, und Martina fühlte sich in ihrem Verdacht bestätigt.

Sein Doppelleben kollabierte letztlich, als Martina Uwe ihr Auto lieh, das mit einem GPS-Tracker versehen war. So konnte sie live mitverfolgen, dass er mehrmals nicht wie angekündigt zum Stammtisch mit den Kollegen fuhr, sondern das Auto in der Seitenstraße eines Wohnviertels parkte. Dorthin fuhr Martina dann eines Abends, um Uwe während eines Dinners mit einer anderen Frau auf deren Balkon zu stellen. Als sie seinen Namen rief, fiel nicht nur ihm die Kinnlade runter, sondern auch der anderen Frau, die sofort wissen wollte, wer in Gottes Namen diese Frau sei. Uwe versuchte zunächst durch weitere Lügen zu verhindern, dass die zwei Welten aufeinanderprallten, verschwand dann aber unter einem Vorwand und überließ das Feld den beiden Frauen. Martina stellte dann in einem hochemotionalen Gespräch mit der anderen Frau fest, dass wohl eher sie und nicht die andere Frau die Affäre war, denn mit ihr war er schon über zehn Jahre zusammen. Auch ihr hatte er die Heirat versprochen, die immer wieder aus fingierten Gründen verschoben worden war. Beide hatten von Uwe ähnlichen Schmuck erhalten, sie waren zeitversetzt an denselben Orten im Urlaub gewesen und hatten identische Restaurants besucht. Mit beiden Frauen kochte er regelmäßig und hatte Sex. Beim Vergleichen der Chats kamen die Frauen aus dem Staunen gar nicht mehr heraus. Uwe telefonierte mit der einen Frau, wenig später mit der anderen. Seine raffinierten Lügen, mit denen er beide Frauen parallel versorgte, hätten Pinocchio wie einen ehrlichen Waisenknaben dastehen lassen. Aber damit nicht genug. Es kamen neben den beiden Parallelbeziehungen im weiteren Verlauf zahlreiche andere Affären heraus, die er über Dating-Portale kurzfristig einfädelte. Außerdem zeigte Uwe einen hohen, oftmals stundenlangen Pornokonsum. Aber nicht nur diesen hielt er versteckt, sondern auch viele weitere Details, die beide Frauen mit der Zeit durch ihren offenen Austausch herausfanden.

Während Johannes durch Abspaltung sein analoges Leben als Akademiker, Partner und Vater von dem digitalen triebhaften Konsum von strafrechtlich relevantem Missbrauchsmaterial getrennt hielt, lebte Uwe abgespalten in zwei parallelen Beziehungswelten und unterhielt zudem, sexuell enthemmt, zahlreiche weitere Online-Affären, von denen keine der Frauen wusste. Beiden Männern gemein war ein jahrlanger ausgeprägter Pornokonsum, der sich auf unterschiedliche Art und Weise verselbstständigt hatte.

Wir sind heute mit einer enormen Reiz- und Optionsvielfalt in Bezug auf die triebhafte Sexualität konfrontiert. Sie schenkt uns auf der einen Seite neue Freiheiten, die unsere Sexualität beflügeln, mit der wir auf der anderen Seite jedoch auch verantwortlich umzugehen lernen müssen. Weder Johannes noch Uwe haben hier einen gesunden und verantwortlichen Umgang gezeigt. Besonders ein Überkonsum von Pornografie kann in dysfunktionalen zwanghaften und abhängigen Verhaltensweisen enden. Die zwei Beispiele, in denen ein und dieselbe Person in abgespaltenen Doppelleben agiert, ließen sich durch unzählige weitere Geschichten ergänzen. Wer sich heute im Dating versucht, merkt, wie sich ein sich immer schneller drehendes Karussell in der Beziehungsanbahnung abzunutzen scheint. Menschen werden auf Dating-Portalen und Apps innerhalb von Sekunden per Wischbewegung in »gut« oder »schlecht« kategorisiert. Paralleles Dating, Unehrlichkeit und Skrupellosigkeit sind dabei an der Tagesordnung. Eiskaltes Ghosting nach einem ersten Treffen, weil das Gegenüber den Erwartungen nicht entspricht, ist durchaus üblich. Wenn man dies als Suchender mehrmals erlebt hat, kann das sehr verunsichernd wirken, und man wird auch im eigenen Suchverhalten vorsichtiger und misstrauischer werden. Online-Dating kann Unverbindlichkeit und Unaufrichtigkeit befeuern, was auf beiden Seiten dazu verleitet, nur oberflächlich mit dem Gegenüber in Kontakt zu treten, damit tiefere Gefühle nicht verletzt werden.

Vermutlich haben wir in Sachen Liebe und Sexualität noch eine lange Reise vor uns, die uns zeigen wird, welche der Neuerungen wir tatsächlich in unserem Leben behalten wollen und welche sich als ungeeignet erweisen. Gerade die Angebote, die uns abstumpfen lassen, führen nicht langfristig und nachhaltig zu einer Steigerung von Lebensqualität und Lebenszufriedenheit.

Damit die Innovationen für uns zu einem Glücksgriff werden, bedarf es eines äußerst vorsichtigen und bewussten Umgangs mit den zur Verfügung stehenden supernormativen Belohnungsreizen, deren Haken es frühzeitig zu erkennen und zu umgehen gilt.

8 Gambling und Gaming

Der menschliche Spaß am Spiel

Spiele waren schon immer eine soziale und unterhaltsame Aktivität, die die Menschen zusammenbrachte. Zu klassischen Gesellschaftsspielen wie Skat oder Doppelkopf traf man sich in einer Gruppe meist bekannter Personen, um sich gemeinsam auf kurzweilige Art und Weise die Zeit zu vertreiben. Spätestens wenn der Gastgeber den Gongschlag zum Aufbruch verlauten ließ oder die Teilnehmer sich der Reihe nach verabschiedeten und man nicht mehr in voller Besetzung weiterspielen konnte, endete das Spiel. Es gab somit eine klare zeitliche Begrenzung des Zusammenseins. Spielen macht Freude und ist Belohnung zugleich. Damit steht es im Kontrast zu einem mit Aufgaben und Sorgen angefüllten Alltag. Im Spiel kann man Stress abbauen, Herausforderungen meistern und mit anderen in Wettbewerb treten. Am Ende gibt es Gewinner, die zufrieden und mit geschwollener Brust triumphierend daraus hervorgehen. Aber auch beim Verlieren kann man lernen, mit Niederlagen umzugehen und Strategien zu entwickeln, durch die man beim nächsten Spiel als Gewinner hervorgeht. Wir stärken beim Spiel Freundschaften und soziale Interaktionen. Über die Mitspieler lässt sich indirekt im Spiel erfahren, wer nur an seinen eigenen Vorteil denkt, wer ein fairer Spieler ist, wem man vertrauen kann und wer zum eigenen Vorteil das Vertrauen der anderen auszunutzen versucht. Einige Spiele erfordern Fantasie, Kreativität und Geschick. Sie können helfen, die eigenen Fähigkeiten zu erweitern und zu verbessern. Manche Spiele sind ritualisierter Teil alter Traditionen, die zu bestimmten Anlässen, z. B. bei Ritterturnieren im Mittelalter oder zu Festen wie Weihnachten oder Ostern in der Familie, immer wieder gespielt werden.

Steht der Thrill des Glücks, unabhängig von den eigenen Fähigkeiten, im Vordergrund, dann sprechen wir von Glücksspiel oder »Gambling«. Klassische Glücksspiele meiner Kindheit sind Würfelspiele wie das Brettspiel *Mensch ärgere dich nicht*. Bei *Kniffel* entscheidet zwar auch das Schicksal der Würfel, nur basiert das Spiel stärker auf strategischen Entscheidungen, die es dadurch interessanter für die Spieler machen. Würfeln wir dann in einem Wurf einen Kniffel, das heißt fünf gleiche Würfelzahlen, dann kann dies schon berauschende Glücksgefühle auslösen: Was für ein Glück, auf einen Wurf fünf Mal die Sechs! Kartenspiele wie *17 und 4* oder *Mau-Mau* unterliegen mehr dem Glück als dem Verstand. Auch wenn ich in meiner Jugend phasenweise *Monopoly*, *Memory* oder *Schach* leidenschaftlich gerne gespielt habe, so kann man hier nicht von Obsession sprechen. Das Spiel war zeitlich begrenzt und das Glücksgefühl überschaubar, da es schnell durch enttäuschte Mitspieler getrübt wurde, die irgendwann keine Lust mehr zum Weiterspielen hatten und das Spiel bestreikten. Gerade bei längeren Spielen wie *Monopoly*, das schon mal über Stunden gespielt wurde, war es schwer, überhaupt Familienmitglieder zu überzeugen, sich mit mir hinzusetzen. Spielen war in weiten Teilen des letzten Jahrhunderts mehr ein unterhaltsamer Zeitvertreib. Den Spielen fehlte damals größtenteils noch die Zutatenliste unwiderstehlicher Köder und deren manipulativer versteckter Haken, an denen zunehmend mehr Menschen bei Online-Spielen hängen bleiben.

Glück als Köder – Glücksspielstörung (Gambling Disorder)

Erst in den späten 70er-Jahren zog der erste einarmige Bandit in die einzige Gaststätte meines Dorfes ein. Seinen Namen erhielt er, weil er über einen Hebel verfügte, den man einarmig ziehen konnte, und wegen seiner Fähigkeit, den Spielern über kurz oder lang das Geld aus der Tasche zu ziehen. Mit vielen bunt blinkenden Lichtern und animierenden Geräuschen forderte der Automat seine in der Gaststätte anwesenden potenziellen Spieler auf, ihr Geld in seinen Schacht zu werfen, um ihr Glück herauszufordern. Der dahinter liegende programmierte Algorithmus verfolgte das Ziel, langfristig das Geld vom Spieler weg in Richtung Automat zu lotsen, und blieb den Spielern verborgen. Eine Münze eingeschmissen, und sofort begann der Bandit seine Arbeit. In Erwartung von Glück schaffte er es, das Dopamin des Belohnungssystems des Spielers in Aufruhr zu versetzen. Den Botenstoff Dopamin kannte zwar noch niemand, aber er sorgte zielsicher bereits damals dafür, dass immer wieder Münzen im Automaten landeten. Wie wir wissen, kommt Dopamin bereits bei einem in Aussicht gestellten Gewinn zum Fließen und nicht erst bei der Ausschüttung des Gewinns.

Damals war mein Taschengeld noch äußerst überschaubar, und ich ging lieber in den Tante-Emma-Laden, um mir dort Süßigkeiten zu kaufen. So war ich eher selten Zaungast des bunten Treibens in der Kneipe. Ich erinnere mich aber noch sehr gut daran, wie aufregend es war, als einmal tatsächlich ein Spieler den Jackpot mit mehreren schwarzen »Bar«-Zeichen knackte. Unter den Blicken aller in der Gaststätte Anwesenden und dem lauten Jubelschrei des glücklichen Gewinners ergoss sich mit lautem Geschepper der Münzengewinn in den Ausgabeschacht des Automaten. Zeitgleich blinkten alle Lichter ekstatisch, und eine Sirene signalisierte: Hauptgewinn! Was für ein Glücksmoment! Damit hatte keiner gerechnet. Dies war ein klassischer Belohnungsvoraussagefehler, der sich ins Gedächtnis aller dort Anwesenden einbrannte. Bei dem ein oder anderen Gast entstand dadurch das Verlangen, auch einmal sein ganz persönliches Glück mit dem Automaten herauszufordern. So waren fortan Feierabendbier und Glücksspiel eine gängige Kombination, die versprachen, dem Tag vielleicht doch noch eine belohnende Wendung zu geben. Die für damalige Verhältnisse neuartigen Automaten, die heute keinen mehr aus der Reserve locken würden, kombinierten in unserem Dorf erstmalig Glück mit einer unterhaltenden Ton-Licht-Animation. Es war einfach und verlockend zugleich. Einige Menschen spielten jeden Abend und wurden von dem Automaten geradezu magisch angezogen, während andere ihm eher widerstehen konnten. Ich selber wusste damals schon, dass Alkohol abhängig machen kann. Beim Glücksspiel machte ich mir jedoch keine Sorgen, da es eher wie ein netter Unterhaltungsspaß und Zeitvertreib auf mich wirkte.

Zur damaligen Zeit entstanden immer mehr Casinos und Spielhallen. Sie waren in größeren Städten angesiedelt oder in angesagten Seebädern und Kurorten, wo sie immer wieder Menschen mit Geld in die Versuchung brachten, ihr Glück herauszufordern. Sie waren allesamt zu weit weg für mich. Bei mir und meiner Familie begrenzte sich das Glücksspiel auf das wöchentliche Ausfüllen eines Lottoscheins und das ritualisierte Verfolgen der Lottoziehung am Samstagabend. Allein die Aussicht, mit einem geringen Einsatz die Chance auf einen Millionengewinn zu bekommen, war es wert, Woche für Woche etwas Geld neu zu investieren. Was jedoch regelmäßig bei uns ausblieb, war der große Gewinn. Allein die Spannung bei der Ziehung der Zahlen reichte für mich aus, um den Samstagabend mit einem gewissen Belohnungskick eines möglichen Hauptgewinns zu erleben. Ein Glücksspiel für jedermann, das auch heute noch über das Glück des Einzelnen zu jährlichen staatlichen Einnahmen in Milliardenhöhe führt, die dann zur Hälfte wieder zurück in die Kassen der eifrigen Spieler fließen (Statista, 2019).

Ein anderes Glücksspiel meiner Jugend waren die Losbuden auf den norddeutschen Schützenfesten. Fünf Lose für eine Mark. Ich sammelte mein Taschengeld zusammen, denn ich wollte so gerne einen der großen Stoffbären gewinnen. Wenn ich dann die Lose öffnete, machte sich bei mir freudige Erregung breit. Drei Nieten, dann ein kleiner Gewinn und wieder eine Niete. Den Stoffbären vor Augen kaufte ich sofort weitere Lose. Auch hier spielte die Aussicht auf den Hauptgewinn bei mir eine zentrale Rolle. Es aktivierte in mir etwas, das ich als Herausforderung des Glücks oder Schicksals verstand. Wenn ich richtig darüber nachdenke, ging es mir weniger um den Bären, denn der war eher hässlich und stammte aus einer billigen chinesischen Produktion. Es ging mir darum, als Siegerin auf dem Schützenfest herumlaufen zu können, als die Heike, die das Glück hatte, den Hauptgewinn zu landen, und damit die eifersüchtigen Blicke der Nachbarskinder auf mich zu lenken.

Erste besorgniserregende Berührungspunkte mit abhängig machenden Glücksspielautomaten erlebte ich in Japan im Jahr 1988 während eines Praktikums als Medizinstudentin an der Universitätsklinik von Hiroshima. Das Land der untergehenden Sonne scheint uns in belohnungsaktivierenden technischen Erfindungen oftmals einen Schritt voraus zu sein. Dort sah ich in großen Spielhallen dutzendweise Menschen vor grell blinkenden und extrem laut scheppernden Geldspielautomaten sitzen. Sie spielten das dort gefeierte Spiel *Pachinko*. Die Spieler hockten mit hypnotisch fixiertem Blick vor den bunten Automaten und starrten auf eine mit dem bloßen Auge kaum erfassbare Menge an Metallkugeln, die sich ihren Weg durch ein komplexes Labyrinth bahnten. Als Geschicklichkeitsspiel getarnt, suggeriert es dem Spieler, selbstwirksam am Geschehen des Spieles beteiligt zu sein, da er ein paar Hebel bedienen kann, die letztlich aber kaum Einfluss auf das Spielgeschehen haben. Wie sich das Labyrinth verändert, unterliegt einem ausgeklügelten Mechanismus aus für den Spieler intransparenten Algorithmen, der dazu führt, dass der Automat mal mehr und mal weniger Kugeln ausspuckt. Die Kugeln werden am Ende gewogen, und der Spieler kann dann Kugeln gegen Sachpreise eintauschen. Zur Animation der Spieler wurden ununterbrochen Gewinnnachrichten durch Lautsprecher in der Halle verkündet. Die lauten Geräusche in der Halle und die Vielzahl an bunten Lichtern schienen die eher introvertierten Japaner am Ende des Tages in eine Art Belohnungs-Entertainment-Gewinn-Flash zu versetzen. Profiteure der Zigtausenden von über das ganze Land verstreuten Spielhallen waren nordkoreanische Eigentümer, die 70 Prozent der Spielhallen betrieben und Milliardengewinne mit der Abhängigkeit japanischer Spieler machten.

Glücksspiel kann ein kurzzeitiger und amüsanter Zeitvertreib sein. Am besten in der Gemeinschaft mit Freunden genossen und mit limitiertem Wetteinsatz. Dazu als Kulisse noch das etwas verruchte Ambiente städtischer Vergnügungsviertel oder die Dekadenz eines mondänen Kur- und Badeortes, und schon kann die Verbindung aus Unterhaltung und Entspannung mit dem Hochgefühl von Glück zu einem schönen Erlebnis werden. Mit der Legalisierung von staatlichen Lotterien und Casinos nach dem Zweiten Weltkrieg und der Idee, über Glücksspiel Einnahmen für staatliche Zwecke zu generieren, stieg die Anzahl an Spielstätten auch in Deutschland. Gab es in den 70er-Jahren gerade mal zwölf Casinos, so waren es im Jahr 2023 über siebzig. Die regulierenden Gesetze des Glücksspiels sind Ländersache. Mit einer höheren Verfügbarkeit von Glücksspielstätten gab es im Laufe der Zeit nicht nur mehr Spiel, Spaß und Glück, sondern auch mehr Menschen, die sich auf der Suche nach Glück verirrten und impulsiv-reflektorisch entglitten. Sie saßen abende- und nächtelang in Spielhallen vor einer immer größeren Vielzahl von bunt blinkenden Automaten oder hielten sich chic gekleidet in Casinos auf, in denen sie über ausgeklügelte Berechnungen versuchten, das Schicksal auszutricksen. Auf der Suche nach dem Belohnungskick im Glück ruinierten sie zunehmend ihr Leben, manchmal bis an den Rand der Existenzbedrohung und darüber hinaus.

Eine zunehmende Zahl an Betroffenen mit pathologischem Spielverhalten zeigte überraschenderweise erstmalig die gesamte Palette an Kriterien, die man sonst von stoffgebundenen Abhängigen kannte. Sie waren süchtig nach »Glück«, einem wahrlich großartigen Belohnungsreiz, der ganz ähnlich zu wirken schien wie die Zufuhr von Alkohol oder Nikotin.

Betroffene litten je nach Länge der Exposition und Schwere der Symptomatik unter:

- Einengung der Gedanken auf das Glücksspiel
- Toleranzentwicklung, Dosissteigerung (immer häufigere, längere und risikoreichere Spiele)
- Kontrollverlust
- negativen Konsequenzen in Arbeit, Familie, Partnerschaft, Interessensverlust oder kriminellen Handlungen zur Beschaffung von Spielgeld
- Suchtdruck bei Unterlassen des Glücksspiels

Ärzte und Therapeuten konnten die Symptome der Betroffenen, die über das dysfunktionale Glücksspiel in ihrer Existenz bedroht wurden, initial nicht richtig einordnen. Weil die Anzahl von Betroffenen in Arztpraxen, Ambulanzen und Kliniken im letzten Quartal des vergangenen Jahrhunderts kontinuierlich wuchs, entstand ein erstes Bewusstsein für das Krankheitsbild. So wurde die Diagnose »pathologisches Spielen« 1998 von der WHO in die Internationale Klassifikation von Erkrankungen

ICD-10 mit aufgenommen. Dies war ein wichtiger Meilenstein, da nun Ärzte korrekte Diagnosen stellen konnten, Patienten so mit der Zeit kompetentere Therapeuten fanden und Forschern Gelder zur Verfügung gestellt wurden, um das Störungsbild besser zu ergründen und zu behandeln. Im Vordergrund stand für die Therapeuten eine offensichtliche Störung der Impulskontrolle, die sich letztendlich im Endstadium in einem Kontrollverlust niederschlug. Betroffene konnten trotz gravierender negativer Konsequenzen im Leben nicht mit dem Glücksspiel aufhören. Damit landete die Diagnose des »pathologischen Spielens« in einer Schublade gemeinsam mit Pyromanie (pathologische Brandstiftung), Kleptomanie (pathologisches Stehlen) und Trichotillomanie (krankhaftes Ausreißen von Haaren).

Wie schon beschrieben, ist die Kontrolle der Impulse eine Kernaufgabe des hemmenden und kontrollierenden Präfrontalen Kortex. Über Repetition aus Glücksspiel und in Aussicht gestellter Belohnung bahnt sich ein mächtiges mesolimbisches Belohnungssystem seinen Weg, das versucht, vorbei am Präfrontalen Kortex die Marschrichtung vorzugeben. Angeködert von einem Glücks-Belohnungsversprechen und den Glücks-Wurm direkt vor der Nase platziert, greift der Spieler immer wieder beherzt zu, koste es, was es wolle. Aufmunternde Sprüche wie »Das Glück beim Spiel gleicht das Unglück im Leben aus«, »Das Glück gehört denen, die spielen« oder »Spieler sind Menschen, die dem Glück eine Chance geben« suggerieren dem Spieler positive Attribute und führen Glück und Spiel wie ein Geschwisterpaar zusammen. Das Dopamin des mesolimbischen Systems fließt angesichts des in Aussicht gestellten Belohnungsglücks, sodass das »Besser nicht!« und »Denk doch mal nach!« aus Richtung des Präfrontalen Kortex kaum Gehör findet.

Das Glücksspiel beinhaltet abhängig machende Zutaten, denen viele Betroffene nicht widerstehen können:

- mühelose und sofortige Aussicht auf Belohnung
- geringer Einsatz und die Chance auf hohen Gewinn
- eine Animation, die Verlierer feiert, als wären sie Gewinner

Dabei unterscheiden sich die Köder des Glücksspiels kaum von den bunt schillernden Ködern der Angler. Glücksspiel ist für Erwachsene verlockend, ein Spielzeug, das dem inneren Kind im Erwachsenen das Taschengeld abknöpft, während die Spieler immer weiter wild auf bunte Knöpfe drücken, die in ihnen die Illusion von Selbstwirksamkeit erzeugen. Dopamin gerät dabei im mesolimbischen System mächtig in Wallung und veranlasst eine sofortige »Hin-zu-Bewegung« des Spielers zum Geldeinsatz, mit dem er die Glücksmaschinerie in Gang setzt. Dabei übersehen die Spieler, wie die Fische, den Haken: in diesem Fall die im Hintergrund ablaufenden Algorithmen, die das Zufallsprinzip zu einer kalkulierbaren Variable machen und dem in seinem Rausch gefangenen Spieler das Geld aus der Tasche ziehen. Im Jahr 2022 beliefen sich die Steuereinnahmen aus dem Glücksspielbereich von Lotterien, Sportwetten, Online-Poker und Geldspielautomaten bundesweit auf 2,42 Milliarden Euro (Kasino-Gesetze.de, 2023).

In diesem Jahrtausend kamen zum Glücksspiel, das häufig noch an Spielstätten vor Ort gebunden war, die virtuellen Welten der Online-Glücksspiele hinzu. Spieler müssen nun nicht mehr in Spielhallen oder Casinos gehen, das Glück kann heute rund um die Uhr an allen Tagen der Woche stattfinden, und zwar mit dem Smartphone gesteuert und von fast jedem Punkt der Welt aus. Welche Auswirkungen die Corona-Pandemie auf die Nutzung hatte, bleibt bislang noch abzuwarten, da sich Abhängigkeiten chronisch entwickeln (Prinzip Zecke) und wir erst in ferner Zukunft Ursachen und Wirkungen empirisch gesichert analysieren können. Die Hürde zu spielen ist heute erschreckend niedrig. Gleichzeitig fehlen eine soziale Kontrolle und Begrenzung der Spielzeiten, da dem Glücksspiel aus der heimischen Komfortzone heraus ungesehen und unlimitiert nachgegangen werden kann. Der schnelle Gewinn und die lieb gewonnenen Gewohnheiten, favorisierte Glücksspiel-Webseiten aufzusuchen, machen das Online-Glücksspiel zu einem breiten Volksvergnügen mit Suchtgefahr. Vor allem durch die Legalisierung von Online-Sportwetten im Herbst 2020 hat das Glücksspiel eine breite neue Fangemeinschaft aus vorwiegend jungen Männern gefunden. Online-Sportwetten dienen als niederschwelliges Eintrittstor ins Glücksspiel-Lager, die eine medienaffine Klientel anzieht. Lag der Umsatz in Sportwetten 2014 noch bei 4,5 Mrd. Euro, so stieg er 2022 auf 8,2 Mrd. Euro an (DSWV, 2023). Die Aussicht, durch vermeintliches Sport-Fachwissen in Kombination mit der Verbundenheit zu einem bestimmten Sportverein Gewinne einzustreichen, suggeriert die willentliche Beeinflussung von Glück durch Wissen. Auch ich sehe in meiner Praxis immer wieder vorwiegend jüngere Männer, die sich in ihren Fähigkeiten, Sportereignisse vorherzusagen, überschätzen. Über hohe Wetteinsätze manövrieren sie sich im Extremfall bis ins Existenzminimum.

Aus Spaß wird Ernst: Spielstörung (Gaming Disorder)

Circa 20 bis 30 Jahre zeitversetzt zur Glücksspielstörung bahnte sich eine neue Störung, die Spielstörung oder Gaming Disorder, ihren Weg. Beide fanden im Jahr 2018 gemeinsam als erste anerkannte Verhaltenssüchte Einzug in die ICD-11. Wie schon erwähnt, war dysfunktionales Spielverhalten zuvor als »zwanghaftes Spielen« der Gruppe abnormer Gewohnheiten und Störungen der Impulskontrolle zugeordnet gewesen.

Ich möchte hier, stellvertretend für die Generation der Millenniumkinder, die früh und ohne Wissen ungebremst mit süchtig machenden Spielen in Kontakt kamen, die Geschichte von Julian erzählen, der nach einem gescheiterten Studium und einer massiven Störung im Online-Spiel meine Hilfe in Anspruch nahm. Im Frühjahr 2001 geboren, war Julian, wie viele Jungen seiner Generation, technischen Spielen zugetan. So standen Legospielen und Fischertechnik bei ihm als Kind hoch im Kurs. In der Grundschule kam er erstmalig mit einem Online-Spiel in Kontakt. Das Spiel hieß *Panfu*, ein Kofferwort, das die Wörter »Panda« und das chinesische Wort »Fu« für Glück miteinander verband. Es war eine virtuelle interaktive Welt für Kinder zwischen acht und zwölf Jahren. Den Eltern gegenüber wurde es als Lernplattform zum Aufbau von Medienkompetenz beworben. Bereits fünf Monate nach seinem Start Ende 2007 verzeichnete das Spiel eine Million Anwender, zu denen auch Julian und seine Mutter gehörten. Im Jahr 2010 waren es bereits dreizehn Millionen Nutzer, davon 4,5 Millionen allein in Deutschland.

Jeder Spieler erstellte seinen eigenen unverwechselbaren Avatar. Julians Panda bekam blaue Haare, die ihn an seine Eisbärmütze mit blauen Haaren erinnerte, die er im Winter beim Skifahren trug. Er nannte sich »Megatop«. Der kleine »Megatop« mit blauen Haaren arbeitete sich allabendlich durch die kleine virtuelle Inselwelt. Da Julian zu dem Zeitpunkt noch nicht so gut schreiben und lesen konnte, übernahm seine Mutter dies für ihn. Er konnte mit anderen Pandabären interagieren, und er baute, wie alle anderen, ein Baumhaus, das er mit der Zeit immer gemütlicher und funktionaler ausstattete, damit »Megatop« ein schönes Zuhause bekam. Die dafür benötigten Münzen verdiente er sich über integrierte Online-Spiele oder über eingezahltes Geld, das bei guten Noten schon mal vonseiten der Mutter als Belohnung floss. Durch das Eingeben und Lesen von Sprache sollte das Spiel intuitiv das Sprachgefühl der Kinder verbessern. Die Mutter machte sich keine Sorgen über das Spiel, da dabei sehr auf Sicherheit geachtet wurde. Sie schätzte die Alarmnachrichten, die sofort erschienen, falls persönliche Daten wie Alter oder Adresse von anderen Pandabären angefragt wurden. Oder auch den Hinweis, nach 15 Minuten Spielzeit eine kleine Pause einzulegen. So wie in Julians Fall prägte das harmlose *Panfu*-Onlinelernspiel die Kindheit unzähliger Kinder in Deutschland.

Als Julian mit acht Jahren dann einen Bruder bekam, schenkten ihm seine Eltern 2009 eine erste Nintendo-Spielkonsole im kleinen Taschenformat, mit der er verschiedene Spiele spielen konnte. Julians Lieblingsspiele waren *Super Mario* und *Pokémon*. Da seine Eltern Julians technisches Talent weiter fördern wollten, saß er auch oft am PC der Eltern und baute hier mit »Willy Werkel« Autos, Schiffe, Flugzeuge, Häuser und Raumschiffe.

In der Unterstufe des Gymnasiums bekam er schließlich den ausrangierten Laptop seiner Mutter und das alte Smartphone des Vaters. Damals spielte die ganze Klasse *Minecraft*, ein Spiel, bei dem es um das Bauen von Gegenständen, Gebäuden und das Erkunden einer Spielwelt geht. Dieses Spiel war eine willkommene Beschäftigung in den Schulpausen. Julians Eltern hatten zu dieser Zeit noch einen Timer im PC, sodass er sich von alleine nach einer Stunde abschaltete. Später verlagerte sich Julians Spielinteresse zu *Clash of Clan*, einem Echtzeit-Kampfstrategie-Spiel, für das er eine dauerhafte Internetverbindung brauchte. Hier ging es um die Weiterentwicklung eines Dorfes, den Einsatz von Ressourcen und einen in Echtzeit ablaufenden Bauprozess. Durch die Interaktion mit anderen sollten soziale Kompetenzen gefördert werden. Auch dieses Spiel war kostenfrei. Über den Faktor Zeit verdiente sich Julian Vorteile, die beim Spielfortschritt behilflich waren. Bis hierhin war es eine Entwicklung, die viele Jugendliche durchmachten und die sich noch im Rahmen des Normalen befand.

Zum Verhängnis wurde Julian später das Spiel *League of Legends*, das ihm zwei Jahre seines Lebens rauben sollte. Die Folge waren ein schlechter Abiturschnitt und Prokrastination im Studium. Am Ende verbrachte Julian bis zu 16 Stunden Spielzeit pro Tag vor seinem PC. Sein Tag- und Nachtrhythmus hatte sich völlig verschoben, er aß nur noch sporadisch und schränkte seine Körperhygiene ein. Die Corona-Pandemie war für ihn eine starke psychische Belastung, da sein Bewegungsspielraum, wie bei vielen Jugendlichen, enorm eingeschränkt war und er sich nur schwer auf die Abiturprüfung und spätere Studieninhalte, die zu dieser Zeit bereits online angeboten wurden, konzentrieren konnte. Den Eltern gegenüber verschleierte er sein Spielverhalten, bis irgendwann auffiel, dass er keine Studienleistungen mehr erbrachte. *League of Legends* ist eine beliebte Teenager-Gaming-Plattform, die sich mit einer Fantasywelt des Krieges beschäftigt. Mannschaften kämpfen gegeneinander. Ziel ist es, die Gegner zu töten. Erfolge werden belohnt, und durch das gemeinsame Spielen entsteht ein starkes Gemeinschaftsgefühl. Spieler gehen bei bevorstehenden Kämpfen aus Pflichtgefühl, den anderen zur Seite stehen zu müssen, immer wieder online. Auch die Verbesserung von Rang und Fähigkeiten im Spiel wirkt auf das Belohnungssystem maximal aktivierend. Für Julian war es zudem eine Flucht aus der Realität, in der er nur wenige Freunde hatte, noch keine Freundin und im Studium nicht so vorankam, wie er wollte. Seinen Eltern, die sein bedenkliches Spielverhalten immer wieder ansprachen, begegnete er mit Vehemenz und manchmal sogar mit Aggressivität.

Schauen wir uns einmal näher an, wie sich die Online-Spiele von den Spielen meiner Jugend unterscheiden. Was ist die Mixtur, die aus Spielfreude abhängiges und zwanghaftes Verhalten machen kann?

Wie Games konzipiert sind: der niederschwellige Einstieg

Schon zu Zeiten der Brettspiele entschieden die Einfachheit und Verständlichkeit beim Einstieg, ob das Spiel ständig gespielt wurde oder ob es in der hintersten Ecke des Regals verstaubte. So auch bei modernen Games, die versuchen, eine breite Masse an Spielern zu erreichen. Dafür muss die Einstiegsschwelle so niedrig wie möglich gehalten werden bei gleichzeitig großem Spielvergnügen von Anbeginn, um von der ersten Sekunde an möglichst viele Menschen an das Spiel zu binden.

Niedrige Einstiegshürden über eine kostenfreie Spielversion (Freemium-Modell) sorgen für den sofortigen Spielgenuss, ganz ohne Anfangskosten. So werden neue Spieler verführt, ein Spiel kostenfrei auszuprobieren. Hier steht sofortiger Spaß im Vordergrund, der den Spieler scheinbar beiläufig und schnell lernen lässt. Erst später werden »In-Game«-Käufe für kosmetische Gegenstände, Währung, Energie, Ressourcen, Werbefreiheit, Schatzkisten usw. ausgerollt, die der Spieler dann eher kauft, da er sich über die Zeit hinweg an das Spiel gewöhnt hat und vermeiden möchte, die bereits erreichten Level und Vorteile wieder zu verlieren. Die Intention des Spiels muss für Einsteiger von Beginn an intuitiv verständlich und dadurch einfach erlernbar sein, gänzlich ohne komplizierte und langatmige Tutorials. Der Spieler sollte im Idealfall in kurzer Zeit eine steile Lernkurve erleben. Seine Fortschritte sollten für ihn real erlebbar sein, ohne dass er die Rezeptur des Köderns und Abhängigmachens hinter der Spiellogik erkennen kann. Auch Anfängerglück löst über einen Belohnungserwartungsfehler einen bleibenden Effekt aus, der dem Spieler besonders positiv in Erinnerung bleibt. Schon in den ersten Minuten zeigen sich die ersten Erfolgserlebnisse, da man eine Straße überquert hat, ohne überfahren zu werden, oder einen Avatar abgeschossen hat und sich damit auf das nächste Spiellevel voranarbeiten kann.

Endlosziele, die nicht hinterfragt werden

Auf einer langen Autoreise wurde meiner damals sechsjährigen Tochter langweilig. Auf der Suche nach einer schnellen Lösung ließ ich mich hinreißen, im »Play-Store« meines Handys nach kostenfreien Spielen zu suchen. Kurz darauf installierte ich eine Bubble-Shooter-App. Deren Spielziel besteht darin, bunte Seifenblasen zum Platzen zu bringen, bevor sie den unteren Bildschirmrand berühren. Dabei arbeitet man sich von Level zu Level und von Spielrunde zu Spielrunde. Je länger man spielt, desto schwieriger werden die Aufgaben, und immer wieder kommen neue Herausforderungen auf einen zu. Meine Tochter war sogleich ruhig und verstand ohne große Erklärungen die Aufgaben, die zu lösen waren. So konnte die Autofahrt ruhig und entspannt weitergehen. An den Folgetagen fragte sie mich beim erneuten Autofahren oder auch bei ersten Anzeichen von Langeweile, ob sie nicht wieder das Bubble-Spiel spielen könne. Gleichzeitig fing auch ich an, Bubble-Shooter in meine abendliche Routine zu integrieren. Das sinnbefreite Abschießen der Bubbles wirkte auf mich beruhigend und erfüllte mich zugleich mit Stolz, denn ich wurde scheinbar immer besser. Jedes Level fühlte sich wie ein kleiner Sieg an, da mich das Spiel dafür feierte oder, falls ich das Level mal verpasste, mir sogleich Mut machte, es das nächste Mal zu schaffen. So verging die Zeit wie im Fluge, die ich mir eigentlich zum Runterkommen und Einschlafen frei halten wollte.

Äußerst überrascht, wie schnell dieses minimalistische und auf den ersten Blick harmlose Spiel auf mich und meine Tochter eine sogartige Wirkung ausübte, deinstallierte ich die App nach zwei Wochen wieder, noch bevor sie sich über Repetition als zunehmender Zeiträuber in meinem Alltag langfristig breitmachen konnte. Beworben wird das Spiel sehr treffend mit:

»*Wir lieben Bubble Shooter! Wenige Spiele kommen an das so simple, aber doch irgendwie süchtig machende Spielkonzept heran. Durch gezielte Schüsse die kleinen bunten Blasen zum Platzen zu bringen hat einfach etwas Beruhigendes, oder?*«

Hier gibt das Trojanische Pferd seine wahre Mission sofort preis. Im Prinzip ärgerte ich mich über mich selbst, dass ich darauf, wenn auch nur kurze Zeit, reingefallen war. Das triviale Setzen von Zielen in einer Endlosspirale, die nicht mehr hinterfragt werden, ist eine der abhängig machenden Eigenschaften beim Online-Gaming.

Ziele zu haben ist durchaus sinnvoll. Allerdings wirkt es fast schon wie ferngesteuert, wenn man Zielen nacheifert, die andere einem setzen. Die »Hin-zu-Bewegung« auf das neue Ziel bringt Dopamin ins Fließen und es motiviert uns, Dinge zu tun, die unserer Intelligenz und eigentlichen Zeitplanung völlig entgegenlaufen. Die Gefahr der Verselbstständigung und der Verrohung über Repetition und Desensibilisierung besteht dabei, und am Ende fragt man sich, warum man immer wieder zu dem Spiel greift. Die von außen gesetzten Ziele können uns zu unmündigen und abhängigen Dauerkonsumenten machen.

Waren die Ziele unserer Vorfahren noch ans Überleben geknüpft, etwa bei der Suche nach Nahrung und Trinkwasser, so sind die Ziele beim Online-Gaming reine Luxusziele. Wir werden dabei an ein Produkt gebunden, das uns zunächst mit guten Gefühlen versorgt. Dies ist Spielen zum reinen Selbstzweck, bei dem am Ende keine Zeit mehr bleibt, um die Ziele überhaupt zu hinterfragen. Hinzu kommt die Vermeidung eines Statusverlustes, wenn man die Zieltreppe wieder herunterfällt, zum Beispiel weil man nicht genügend Zeit online verbringt.

Bis zum Einzug der »Gaming Disorder« in die »Internationale Klassifikation der Erkrankungen« als Verhaltenssucht brauchte es zwanzig Jahre Diskussion. Dass sie aufgenommen wurde, war nicht zuletzt das Resultat einer sich im neuen Jahrtausend durch die rasante Entwicklung von Software, Innovation und Technik veränderten Spielewelt. Interessanterweise nähern sich Online-Gaming und Online-Gambling aktuell immer mehr an. So sind E-Sportwetten durchaus beliebt bei Jugendlichen, die sich mit den Top-Gamern ihres Lieblingsspiels identifizieren, ähnlich der Fans von Fußballvereinen. Gambling und Gaming haben zwar unterschiedliche Aspekte und Zielgruppen, aber auch viele Gemeinsamkeiten. Die in Online-Spielen enthaltenen »Lootboxen« enthalten Glücksspielelemente, da sie Spieler animieren, Geld zu investieren, um die unbekannten, in den Boxen enthaltenen Elemente zu erhalten.

Die Masche der Games: positives Feedback im Übermaß

Wir Menschen sehnen uns nach Feedback. Wir treten darüber in Interaktion mit unserer Umgebung und können so unser eigenes Verhalten, Denken und Fühlen überprüfen und steuern. Besonders positives Feedback empfinden wir als angenehm und als Belohnung. In Form von Lob und Anerkennung können wir motiviert und ermutigt werden, denn positives Feedback feuert uns an. Auch bemerken wir dadurch, dass unser Gegenüber uns wahrnimmt und versucht, uns in dem, was wir tun, zu bestärken. Erfolgt das positive Feedback sofort, so füttern wir den Dopaminfluss des Belohnungssystems, das ja eine schnelle Rückmeldung ohne Belohnungsaufschub favorisiert und gerne in positivem Feedback badet. Für stark verzögertes Feedback und den dafür erforderlichen Belohnungsaufschub ist bekanntlich der steuernde Präfrontale Kortex zuständig, der es uns ermöglicht, uns wochenlang, auch ganz ohne positives Feedback, auf Prüfungen vorzubereiten, um dann am Ende in Form von guten Noten die Belohnung zu erhalten, wenn wir das Examen letztendlich durch einen zuvor ermöglichten Belohnungsaufschub gemeistert haben.

Negatives Feedback, auch wenn es in Form konstruktiver Kritik und einer damit einhergehenden Empfehlung für eine Kurskorrektur daherkommt, kann noch so gut gemeint sein, ruft in der Regel aber erst einmal negative Gefühle wie Angst, Minderwertigkeit und Frustration hervor. Menschen mit Kampfgeist und einer starken Persönlichkeit schätzen negatives Feedback, da es ihnen die Chance bietet, Schwachstellen zu erkennen, Probleme zu lösen und Missverständnisse auszuräumen. Menschen mit einem schwachen Selbstwert sind auf das Feedback ihrer Umgebung stärker angewiesen und reagieren verletzt auf negatives Feedback. Eine Kritik bedarf, je nach Ich-Stärke der Person und ihrer Nehmerqualität, einer zigfachen Anzahl an positiven Feedbacks, um wieder halbwegs in Balance zu kommen. Besonders Kinder und Jugendliche sind auf das Feedback ihrer Eltern und wichtiger Bezugspersonen in ihrer Umgebung angewiesen. Es gibt ihnen Orientierung und Leitlinien im Leben, unterstützt sie in Lernprozessen und hilft ihnen bei der Entwicklung von Frustrationstoleranz. Bekommen Heranwachsende wenig Feedback von den Eltern, die eventuell dysfunktional in ihren eigenen Gedanken verfangen sind, bestrafend die Aufmerksamkeit von den Kindern abziehen oder, durch das Smartphone dauerhaft abgelenkt, kaum noch adäquat auf ihre Kinder reagieren, so akzeptieren Kinder sogar lieber negatives Feedback als gar keins. Kinder sind besonders angewiesen auf Feedback und besonders leicht zu manipulieren. Deshalb sind sie auch stark anfällig für die Tricks der Spieleentwickler.

Nun ist Feedback im analogen Leben eine auf ein Gegenüber angewiesene begrenzte Ressource, die nicht beliebig gesteigert und nicht immer aktiv herbeigeführt werden kann. Nur selten werden wir von Feedback überschüttet. Sicherlich ist das positive Feedback von schockverliebten Eltern in Richtung ihrer Kleinkinder überdimensional hoch. Auch in der Verliebtheitsphase überschütten sich die zwei turtelnden Protagonisten in der Regel mit positivem Feedback. Diese Zustände sind über weitere Strecken des Lebens eher die Ausnahme als die Regel.

In der Welt moderner Spiele ist positives Feedback jedoch weder ein rares Gut noch an ein reales Gegenüber gebunden. Spieleentwickler haben die Macht von positivem Feedback ähnlich wie die Entwickler der sozialen Medien längst erkannt und sie in ihre Spiele systematisch und hochgradig intelligent eingebaut. Ist ein vorgegebenes Ziel oder das nächste Spiellevel erreicht, so wird ein Schwall an Feedback über dem Spieler ausgeschüttet, der ihn für seine Leistungen feiert und zugleich befeuert weiterzumachen. Die motivierenden Hinweise wie »Weiter so!«, »Gut gemacht!«, »Dich schlägt keiner!«, »Du kannst das!«, »Ziel erreicht!«, »Mission erfüllt!«, »Großartig!«, »Du bist unschlagbar!«, »Du bist ein Held!« erzeugen oftmals unbewusst ein Hochgefühl. Auch knapp verpasste Ziele oder Fehler werden über attraktive optische Symbole, Lichterabfolgen und heroische Musik und Töne so in Szene gesetzt, dass die Spieler das Gefühl haben zu gewinnen, selbst wenn sie eigentlich verlieren. Aber nicht nur die offensichtlichen Feedbackschleifen halten den Spieler bei Laune. Es sind die vielen kleinen, versteckten, subtiler wirkenden Mikro-Feedbacks, die treffend die Bezeichnung »Juice« erhalten haben, da sie dem Spieler das Spielerlebnis versüßen wie ein zuckriger Orangensaft das Frühstück am Morgen. Fährt man mit dem Cursor über die Oberfläche, so gibt es eine visuelle, akustische und/oder haptische Animation, die das Spiel erlebnisreicher und unterhaltsamer macht. Das kann ein bestimmter Soundeffekt, Musik oder eine Sprachausgabe sein, eine Vibration, eine Bewegung, wenn man über einen Gegenstand streicht, ein kurzes Flackern im Bildschirm etc. Dadurch erlebt der Spieler einen Immersionseffekt, der ihn zunehmend in die Spielewelt einzusaugen versucht, sodass er mit der Spieloberfläche scheinbar interaktiv verschmilzt. Der Spieler scheint durch sein Zutun etwas im Spiel zu verändern und bekommt ein Gefühl von Selbstwirksamkeit, das aber nur innerhalb des Spiels stattfindet.

Im Kontext des Spieles ergibt es durchaus Sinn, über Feedback die eigenen Fähigkeiten zu verbessern, dabei Spaß zu haben und Selbstwirksamkeit zu erleben. Dies macht auch den Erfolg von Spielen aus, die unterhalten wollen und deshalb auch bemüht sind, Spielern ein gutes Gefühl zu geben, um sie lange auf der Spieloberfläche zu halten. Die Zeit fehlt dann allerdings häufig für das im Gegensatz dazu beschwerlich wirkende analoge Leben, in dem Feedback oftmals mühsam und hart erarbeitet werden muss. Gerade wenn analoge Freundschaften fehlen oder Erfolge in der Schule, im Studium oder im Beruf ausbleiben, es Ärger und Stress mit Familienmitgliedern gibt, die bemängeln, dass Aufgaben nicht mehr rechtzeitig erfüllt werden, dann ist der Weg zurück in die Erlebniswelt der Spiele verlockend. Weg von den schlechten Gefühlen des analogen mühsamen Vorankommens, hin zu den guten Gefühlen aus der Gießkanne in der Parallelwelt der Spiele. Durch die Bindung an positives müheloses Feedback geht die Fähigkeit verloren, sich ehrliches Feedback zu erarbeiten. Auch wird das automatisierte Feedback der Spiele nur wenig hinterfragt. Im Falle von Julian wäre ein Feedback wichtig gewesen, und zwar »Hör auf zu spielen!«, »Mach deine Semesterarbeit!«, »Besuch die Uni und sammle die Punkte der Scheine deines Semesters!«.

Repetition: »Welcome back«

Um neue Seilschaften im Zentralen Nervensystem zu etablieren, bedarf es einer repetitiven Phase, in der Spieleentwickler die Spieler mit allen Mitteln dazu bewegen wollen, an den Ort der guten Gefühle zurückzukehren.

Das Tamagotchi, ein virtuelles Haustier, war Ende des letzten Jahrtausends der japanische Exportschlager, der auch in Deutschland Millionen Menschen in seinen Bann zog. Das kleine Kult-Plastik-Ei beinhaltete ein virtuelles Küken, um das der Spieler sich rund um die Uhr wie um ein echtes Haustier kümmern musste. Es war so klein, dass man es überall mitnehmen konnte, und es fesselte die Aufmerksamkeit wie kaum etwas anderes. Um das Tamagotchi am Leben zu halten, musste es in bestimmten Zeitintervallen in den Schlaf gewiegt, gefüttert, bespielt, gesäubert und gestreichelt werden. Mit der Zeit entwickelte das Küken unvorhergesehene Gewohnheiten, sodass man sich ständig dem kleinen Ei in der Tasche zuwenden musste. Keiner wollte, dass das Küken unglücklich ist oder krank wird oder im Extremfall sogar stirbt. Und so schaute man viele Hundert Male am Tag, ob es dem kleinen Freund auch gut ging. Nach und nach bauten die Spieler eine so enge Beziehung zu dem Küken auf, dass die verstorbenen virtuellen Tiere sogar eine letzte Ruhestätte auf einem virtuellen Friedhof fanden (www.raytec.de, 2023). Dort gibt es einen mittlerweile in die Jahre gekommenen Nord-, Süd-, West- und Ostfriedhof mit vielen Grabsteinen und amüsant zu lesenden letzten Mitteilungen ihrer einstigen Besitzer: »*Du warst ein guter Freund … den ich sehr vermissen werde. Deine außerirdischen Antennen waren wirklich einmalig. Aber als du dann so rumgelegen hast, war ich dann schon ganz schön traurig. Schnief Schnief!! Ich hoffe, du bist glücklich dort, wo du jetzt bist. Im GOTSCHI HIMMEL!!!!*« oder »*Mein blöder Bru-*

der hat dich zertreten« oder »*WARUM? Vor der großen Pause hab' ich dich noch gefüttert und nach ihr warst du tot!«* oder »*Seitdem es tot ist, putze ich mir auch nicht mehr die Zähne, wasche ich mir nicht mehr die Haare und … na ja, ihr wisst schon …«*.

Das Tamagotchi bestand aus nur einem ganz kleinen verpixelten Bildschirm und rudimentären Funktionen, mit denen man mit dem virtuellen Haustier interagieren konnte. Um wie viel farbenfroher und funktionaler sind da schon die besonders bei Frauen beliebten Farm-Spiele, in denen Spieler interaktiv einen Bauernhof aufbauen und pflegen müssen. Zu bestimmten Zeiten war das Anbauen, Düngen und Gießen von Pflanzen angesagt, es musste das Heu eingefahren werden, bevor es anfing zu regnen, die Tiere mussten gefüttert werden etc. So gab es ein virtuelles Parallelleben, das die Spieler ständig aufforderte, zu dem Spiel zurückzukehren, und das viele Hundert Mal am Tag. Im Jahr 2010 begleitete ich ein Paar, das sich über das Spiel *Farmenia* kennengelernt hatte. Das Dating fand auf der virtuellen Plattform statt, wo sich die beiden Protagonisten liebevoll bei der anstehenden Erntearbeit und der Fütterung der Tiere behilflich waren, um sich später im realen Leben tatsächlich kennen- und lieben zu lernen. Leider hatte das Spiel bei beiden so viel Raum eingenommen, dass sie es kaum noch schafften, einem geregelten analogen Alltag mit Job und Studium nachzukommen.

Die Bindung an ein Spiel erfolgt über das repetitive Einweben in den Alltag. Aber auch kleine kurze Spielepisoden, die auch mal auf der Toilette, beim Warten auf die Tram oder während einer Kaffeepause gespielt werden können, fördern den Aufbau von Verbindungsbahnen, die später nicht so einfach gelöst werden können. Viele Spiele versenden voreingestellte Push-Messages, die die Spieler in regelmäßigen Abständen daran erinnern und animieren sollen weiterzuspielen. Diese Voreinstellungen sind oftmals versteckt und werden von den Spielern oder den Eltern von spielenden Kindern nicht bewusst wahrgenommen und ausgestellt. Bei der Unterhaltungssoftware Selbstkontrolle (USK) spielt dies unter anderem eine Rolle bei der Einschätzung im Alterskennzeichnungssystem.

Höher, schneller, weiter: wohldosierter Fortschritt

Es gibt die Volksweisheit, dass Wachstum außerhalb der eigenen Komfortzone anfängt. Hier wird Energie aktiviert, die genutzt werden kann, um mutig voranzuschreiten. Motivation gelingt am besten bei einer adäquaten und gerade noch zu meisternden Herausforderung. Lösen wir eine Aufgabe, die uns wachsen lässt, stellt sich zeitnah ein Gefühl der Zufriedenheit ein, etwas geschafft zu haben, eine Art Belohnung für all die Mühen zuvor. Von daher setzen Spieledesigner auf eine stetige Steigerung des Schwierigkeitsgrades, die bei den Spielern eine angenehme Grundspannung hervorruft und den Ehrgeiz, die Aufgabe lösen zu wollen. Dies mündet nur sehr kurz in Befriedigung, da wenig später schon die nächste Aufgabe wartet, um mit ihr eine neue Ausgleichsbewegung zu vollbringen.

Die Jagd nach neuen Scores, Rängen oder Levels ist eine treibende Kraft, im Spiel zu bleiben, vor allem, wenn Mühe, Zeit und Aufwand dafür erforderlich sind. Auf die zu lösende Aufgabe fixiert, gerät man leicht in einen sogartigen Hyperfokus, der einen die Umgebung um sich herum völlig vergessen lässt. Dieser sogenannte »ludische Loop« oder spielerische Schleife beschreibt die in Videospielen eingebaute Mechanik, die den Spieler in einer Endlosschleife aus Motivation und Fokussierung endlos an das Spiel bindet. Ähnlich einem Suchtzyklus beginnt der Loop mit einem Trigger, etwa der Lösung einer Aufgabe, die den Spieler herausfordert, die er jedoch in der Lage ist zu meistern. Der Spieler tritt in Aktion und versucht die Aufgabe zu lösen. Nach vollbrachter Tat bekommt der Spieler eine Belohnung. Kurz darauf wird die nächstgrößere Aufgabe gestellt, die den Spieler triggert, erneut in Aktion zu treten. Sobald ein Spiel zu Ende ist, beginnt ohne Pause ein neues Spiel – wie ein Ohrwurm, den man einfach nicht aus dem Kopf bekommt. Einmal im ludischen Loop gefangen, vergessen die Spieler die Zeit, denn ihre Aufmerksamkeit wird tunnelartig wieder und wieder ins Spiel hineingesogen. Der Spieler kann dabei selbst vitale Themen wie Hygiene, Essen, Trinken und das Erledigen von dringend erforderlichen Aufgaben komplett vergessen. Denn seine Intuition, die ihm normalerweise hilft, ein Ende zu finden, befindet sich in der Dauerschleife des ludischen Loops, der ihn immer und immer wieder neu starten lässt.

Ich selbst kenne den Loop aus meiner Zeit in der Unternehmensberatung, in der damals noch das »Up or out«-Prinzip herrschte. Als Analyst arbeitete man sich zum Consultant, Manager, Senior Manager und Partner empor, um festzustellen, dass die Leiter auf der Ebene des Partners von vorn zu beginnen scheint, da auch hier diverse Level als Anreiz dienen, die Mitarbeiter und Inhaber der Firma ständig neu auf Trab zu halten. Während der ludische Loop Spieler auf der Spielplattform hält, in der er eine Aufgabe nach der anderen im Default-Modus zu lösen hat, ist das ludische Handeln im Management eine Anreiz- und Mitarbeitermotivationsstrategie in einem kompetitiven Umfeld, die sich in immer neuen Rankings niederschlägt. Den nächsten Karriereschritt und eine damit verbundene kräftige Finanzspritze konstant vor Augen, kann dies Mitarbeiter antreiben, immer mehr zu wollen, ohne überhaupt noch die Zeit zu finden, nach der Sinnhaftigkeit ihres Strebens zu fragen.

Unvollendete Aufgaben: weiterspielen aus Pflichtgefühl

Innerhalb von Videospielen sind unvollendete Aufgaben, an die gerne erinnert wird, eine beliebte Möglichkeit, Spieler im Spiel zu halten oder zurück ins Spiel zu bringen. Der Mensch neigt dazu, ihm gestellte Aufgaben abzuarbeiten. Gelingt ihm dies nicht, baut sich eine Spannung auf. Unvollendete Aufgaben bleiben länger im Gedächtnis und ziehen damit unverhältnismäßig viel Aufmerksamkeit und Energie ab, vor allem damit man sie nicht vergisst und zu Ende bringt. Videospiele, in denen Aufgaben unvollendet sind, Schlachten, die nicht fertig gekämpft sind, und Level, die nicht komplett gemeistert wurden, lösen in uns ein ungutes Spannungsgefühl aus, das die Spieler oft durch Weiterspielen lösen. Dieses Spannungs- oder Druckgefühl kennt auch jeder Zwangspatient, wenn er es nicht schafft, seinem Zwang nachzugehen, und jeder Suchtpatient, der seiner Sucht nicht nachgehen kann. Auch wenn bei zwanghaften und abhängigen Störungen dysfunktionales Verhalten im Vordergrund steht, so ist der Druck, gestellte Aufgaben zu erledigen, in uns allen vorhanden. Es ist ein gutes Gefühl, den Schreibtisch leer oder die Aufgabenliste abgehakt zu haben. Wir erleben dieses als »Zeigarnik-Effekt« bekannte Phänomen beim Aufräumen unseres E-Mail-Accounts. Das fühlt sich manchmal wie ein Kampf gegen Windmühlen an, der uns kontinuierlich ablenkt, sodass wir es nie schaffen, eine wirklich hohe Stufe der kontinuierlichen Produktivität zu erreichen. Dauernd füllt sich der E-Mail-Account neu, oder Push-Nachrichten von sozialen Medien und WhatsApp unterbrechen unsere Gedankengänge. Schnell versuchen wir, wieder den Zustand innerer Ruhe herzustellen, nur dass wir uns dadurch ständig von äußeren Vorgängen abhängig machen. Die einfache Lösung, alle Push-Nachrichten, auch die von Spieleherstellern, auszuschalten, das Smartphone in einem anderen Raum aufzubewahren und alle unnötigen Programme auszuschalten, kommt uns zu selten in den Sinn. Zu groß wäre die Gefahr, etwas Wichtiges zu verpassen. Nur was ist schon so wichtig wie unsere volle Konzentration, Aufmerksamkeit und Fokussierungsfähigkeit?

Julian erwachte leider erst, als er feststellen musste, dass sein Abi schlecht war und sein Studium stagnierte. Da erkannte er selbst sein Problem und seine Flucht in eine Spielwelt. Und er nahm therapeutische Hilfe in Anspruch – zum Glück! Mittlerweile hat er sein Studienfach gewechselt. Obwohl er eigentlich Games Engineering studieren wollte, hat er sich nun für den Bachelor-Studiengang Informatik entschieden. Er schaut aktuell mit Abstand auf sein zwanghaftes Spielverhalten zurück und hat Unterrichtsfächer, in denen er über »Addictive Design Pattern« lernt und besser versteht, was genau ihn in die Abhängigkeit getrieben hat. Julian haben die Krankheitseinsicht und das Lesen über die Symptomatik geholfen, bei dem er sich eins zu eins beschrieben wiederfand. Er hat seine externen und internen Trigger analysiert und versucht diese im Alltag zu umgehen, ohne in Spielewelten zu fliehen. Besonders die Analyse unangenehmer Gefühle ließ ihn erkennen, welche Grundbedürfnisse schon lange bei ihm brachlagen. So investierte Julian mehr Zeit in Sport. Auch traf er sich wieder regelmäßig analog mit seinen alten Schulfreunden, die nichts mit seinem zwanghaften Spielverhalten zu tun hatten und darüber auch wenig wussten. Heute hat Julian eine Freundin und das Kochen als Hobby in seiner kleinen Studentenwohnanlage für sich entdeckt. Er blickt mittlerweile reflektiert auf sein Spielverhalten und konnte zum Glück noch rechtzeitig das Ruder herumreißen, um die Steuerung über sein Leben zurückzuerlangen.

9 Soziale Medien

Nach Berechnungen der Vereinten Nationen überschritt die Weltbevölkerung am 15. November 2022 die Schwelle von acht Milliarden. Damit hat sich die Zahl der Menschen seit meiner Geburt im Jahr 1965 mehr als verdoppelt. Mit der Digitalisierung ist es einigen wenigen Menschen gelungen, enormen Einfluss auf das Leben der acht Milliarden übrigen Menschen zu gewinnen. Diese Galionsfiguren heißen Elon Musk, geb. 1971 (Tesla, X vormals Twitter), Jeff Bezos, geb. 1964 (Amazon), Bill Gates, geb. 1955 (Microsoft), Mark Zuckerberg, geb. 1984 (Meta) und Sergey Brin, geb. 1973 (Google, YouTube). Ihre Namen sind durch ihre mediale Omnipräsenz in aller Munde. Allen gemein ist ein ständig wachsendes und schwindelerregend hohes dreistelliges Milliardenvermögen, das sie durch Hochskalierung dank innovativer Techniken in kurzen Zeiträumen verdient haben.

Der jüngste Mulimilliardär unter den Gründern von sozialen Netzwerken heißt Mark Zuckerberg. Er lag 1984 noch in den Windeln, als ich bereits mein Abitur schrieb. Damit gehört er der »Generation Y« an, die sich durch hohe Bildungsabschlüsse und einen technikaffinen Lebensstil auszeichnet. Als CEO von Meta Platforms, Inc. (Meta) leitet er das weltweit größte Unternehmen sozialer Medien, zu der die Giganten Facebook, Instagram, Threads, WhatsApp und die Virtual-Reality Gerätemarke Meta Quest gehören. Im 2. Quartal 2023 waren 3,2 Mrd. Menschen weltweit täglich auf einer der von Meta-Plattformen betriebenen Webseiten aktiv (Statista, 2023).

Von diesem gigantischen Erfolg konnte der gerade mal neunzehnjährige Mark Zuckerberg im Jahr 2004 vermutlich nur träumen, als er mit drei weiteren Kommilitonen der Harvard University die Seite »Facebook – eine offene und vernetzte Welt« online stellte. Im Jahr 2022 brachte ihm seine Idee einen Umsatz von unvorstellbaren 116,6 Milliarden US-Dollar und damit einen Gewinn in Höhe von rund 23,2 Milliarden US-Dollar ein. 97 Prozent dieser Umsätze werden dabei über Werbung generiert. Bei der Anzahl weltweiter monatlicher Nutzer hält Facebook den Platz 1 inne (2,96 Milliarden), gefolgt von YouTube auf Platz 2 (2,51 Milliarden) und WhatsApp auf Platz 3 (2 Milliarden) (Statista, 2023). Im Durchschnitt haben Menschen 7,5 parallele Konten auf sozialen Medien, auf denen sie im Durchschnitt 2 Stunden und 31 Minuten pro Tag verbringen. Auf das Jahr hochgerechnet, sind das 918,5 Stunden, d. h. über 38 Tage und Nächte (Datareport, 2023). In Deutschland benutzen 32 Millionen Menschen Facebook monatlich, 23 Millionen davon täglich. 96 Prozent der Facebook-Nutzer in Deutschland benutzen dabei ein »Mobile Device«, um auf die Plattform zuzugreifen, 70,9 Prozent dieser Geräte sind Smartphones (Digimind, 2023).

Auch ich nutze seit Jahren fast täglich Facebook, YouTube und WhatsApp. Damit liege ich im weltweiten Mainstream. Kurz nach dem Börsengang von Facebook im Mai 2012 postete ich mein erstes Foto. Es bekam drei Likes! Damals hatte ich noch wenig Berührungspunkte mit sozialen Medien, und die Funktionalität der Plattform beschränkte sich für mich auf eine Art fotografisches Tagebuch, das ich mit Freunden und Bekannten teilte. Die Grundidee, variable Inhalte mit einer zu definierenden Gruppe von Menschen zu teilen, zu bewerten und sich weiter zu vernetzen, ist so simpel wie genial. Damals waren im Vergleich zu heute noch wenig Funktionen auf Facebook integriert. Es gab eine Funktion zur Organisation von Veranstaltungen. Man konnte sich zu Gruppen zusammenschließen, um sich mit Gleichgesinnten auszutauschen. Es bestand die Möglichkeit, persönliche Nachrichten über eine Messenger-Funktion auszutauschen, und man konnte einfache Spiele wie *FarmVille* von Zynga spielen, die sich damals großer Beliebtheit erfreuten. Wenig später kamen »Instant-Games« hinzu, die Nutzer direkt im Messenger-Chat spielen konnten.

Mit der Zeit entdeckten zunehmend auch Unternehmen, Organisationen, Politiker, Medien, Verlage, Künstler und Bildungseinrichtungen das werbende Potenzial sozialer Medien. Persönlich abonnierte ich damals zunächst die Informationen von Tageszeitungen, die mir kostenfrei in tagesaktuellen Häppchen zur Verfügung gestellt wurden. 2015 eröffnete auch ich dann einen Facebook-Account für meine Arztpraxis, den ich allerdings nur niederfrequent und stiefmütterlich mit praxisbezogenen Medieninhalten fütterte. Meine aktuellen »nur« 290 Follower auf der Business-Webseite sind mir zumeist unbekannt und ihre Reaktionen zumeist verhalten. Die ersten Beiträge verfolgte ich noch mit hohem Interesse, und so schaute ich mehrmals am Tag nach, wie die Reaktionen der wenigen Follower darauf aussahen. Bekam ich Likes, teilte jemand den Post oder gab es ernst gemeinte Kommentare, war ich ein wenig happy und stolz. Schnell stellte ich jedoch fest, dass es enorm viel Zeit kostete, die Apparatur sozialer Medien zu bedienen, die ich nicht bereit war zu investieren, da mir dadurch die Zeit für meine Patienten fehlte. 2016 kam dann das Live-Streaming hinzu, 2017 die Storys, also kurze Foto- und Videobeiträge. Ebenfalls gibt es seit 2016 den Marketplace, der Benutzern den Kauf und Verkauf von Produkten und Dienstleistungen in der Nähe ermöglicht. 2019 folgte Facebook-Dating, um Nutzer mit potenziellen romantischen Partnern in Kontakt zu bringen. Seit 2021 hat Facebook seinen Fokus auf den Ausbau einer zunehmend virtuell vernetzten Welt gelegt, den Aufbau des »Metaversums«. Es möchte Menschen eine immersive virtuelle Heimat geben, in der digitales und analoges Leben in einem Universum von gemeinsam genutzten

3-D-Räumen verschmelzen soll. Über Avatare sollen Menschen hier in verschiedenen Kontexten wie in der physischen Welt interagieren.

Die vielen Updates von Facebook entsprechen einem auf Gewinnmaximierung ausgerichteten Geschäftsmodell. Stand am Anfang die einfache Funktionalität im Vordergrund, um sich z. B. mit Freunden einfach auszutauschen und Informationen und Fotos zu teilen, so veränderte sich die Funktionalität zunehmend auf eine manipulative Art und Weise, die heute äußerst geschickt und erfolgreich versucht, die Lebenszeit der User zu monetarisieren. Ungebetene Werbung und Inhalte, die auf die eigenen Vorlieben und das vorausgegangene Onlineverhalten angepasst werden, stoßen nicht nur mir negativ auf. Das Einfangen von Aufmerksamkeit und deren tunnelartige Fixierung auf der Plattform sind eine hochlukrative Kunst, die Facebook und andere erfolgreiche Plattformen hervorragend beherrschen. Das Stichwort hierzu ist »Behavioral Targeting«. Dazu werden Daten und Informationen aus dem Online-Verhalten von Benutzern (Suchanfragen, Klickverhalten, Verweildauer auf bestimmten Inhalten und Webseiten, Kaufverhalten) analysiert, um daraus User-Profile zu erstellen. Diese enthalten eine Übersicht über die Interessen, Gewohnheiten und Vorlieben der Nutzer, an die personalisierte Inhalte und Werbung in Echtzeit angepasst werden können. Es wäre sicherlich spannend zu erfahren, wie das eigene User-Profil auf den entsprechenden sozialen Plattformen wohl aussieht.

Dass Behavioral Targeting hervorragend funktioniert, beweisen die extrem hohen Gewinne, die Facebook über die Platzierung von Werbung einfährt. Ein Grund zu hinterfragen, ob einem diese Plattformen auch heute noch Mehrwert generieren. Oder ob man heute von bequemer Unterhaltung angefüttert und auf diesen Plattformen eher vorgeführt wird. Ich staune oftmals nicht schlecht, wie viel Zeit meine Patienten auf sozialen Medien verbringen. Zeit, die sicherlich nicht der Ausbildung höherer kognitiver Funktionen dient, die mit Willenskraft, Fokussierung und Belohnungsaufschub in Zusammenhang stehen.

Digitaler Schein und analoges Sein

In der Regel poste ich eher selten Inhalte. Wenn ich mir meine Posts der vergangenen Jahre genauer anschaue, dann kann ein Außenstehender schnell den Eindruck bekommen, dass mein Leben aus einer Aneinanderreihung von Urlauben, Erfolgen, schönen Erlebnissen in fantastischer Umgebung und überschaubar voranschreitender Alterung besteht. Der Account spiegelt bei mir, wie bei vielen anderen auch, eher die Schokoladenseite meines Lebens wider. Klassischerweise pausieren meine Posts oftmals über Wochen, wenn ich in einem hoch komprimierten Alltag gefangen eher Low-Lights erlebe, die wenig positives Feedback einfangen würden. Wenn ich z. B. an einem dunklen Novemberabend traurig bin, weil sich keiner meiner Freunde bei mir meldet, dann möchte ich keinen »Trost-Post« teilen, der sich für mich wie eine Niederlage oder gar ein Scheitern anfühlen würde. Emotional schwierige Aspekte, Verluste, Scheitern, Schicksalsschläge bis hin zu existenziell bedrohlichen Krisen werden gerne in sozialen Medien ausgespart, da sie nicht zur Sonnenseite des Lebens gehören. Es fühlt sich nicht nur für mich, sondern auch für viele meiner Patienten so an, als gäbe es einen Filter, der erfolgreiche und schöne Momente in die sozialen Medien durchlässt und an dem erfolglose Ereignisse und traurige Erlebnisse hängen bleiben. Natürlich weiß jeder von uns, dass zum Leben auch Probleme und Krisen gehören. In denen können wir dann sehr gut differenzieren zwischen scheinbaren Freunden, die nicht mal den Hörer in die Hand nehmen, um sich nach uns zu erkundigen, und wahren Freunden, die einem persönlich zur Seite stehen und anpacken, wo auch immer Hilfe gebraucht wird.

Werden negative Seiten in sozialen Medien ausgespart, erleben wir eine in der Wahrnehmung verzerrte Darstellung der Welt um uns herum. Das Teilhaben an den gefilterten Höhepunkten anderer Menschen in sozialen Medien kann so schnell dazu führen, dass unrealistische Maßstäbe für das eigene Leben angesetzt werden. Der eigene ungefilterte Ist-Wert gerät dabei unter Druck, da er kaum noch Anschluss an den von außen gesetzten imaginierten perfekten digitalen Soll-Wert findet. Wir alle wissen, wie wir in der Realität ungeschminkt und ohne Filter wirklich aussehen: eventuell mit Falten, ersten grauen Haaren, kleinen Speckröllchen an unpassenden Stellen. All diese Merkmale lassen sich in Posts mit den heutigen Tools einfach wegretuschieren. Auch Niederlagen können durch das Weglassen essenzieller Details wie Erfolge rüberkommen. Posts in sozialen Medien, die das Motto von Pippi Langstrumpf »Ich mache mir die Welt, wie sie mir gefällt« haben, bergen das Risiko einer Wahrnehmungsverzerrung einer Scheinwelt, die mit der echten Realität wenig zu tun hat.

In meiner Praxis sehe ich mittlerweile zahlreiche Opfer sozialer Medien, die mit dem Auseinanderklaffen von Sein und Schein nicht mehr zurechtkommen. Ein Beispiel ist ein medial äußerst bekannter Influencer, der seine aktuelle Freundin nicht auf sozialen Medien zeigt. Dies wirkte auf die Partnerin zutiefst kränkend, sodass das gesamte Fundament der Beziehung aktuell auf eine sehr ernste Probe gestellt wird. Der Influencer und seine Medienberater raten, aus gut nachvollziehbaren Gründen, dazu, keine Fotos mit Freundin zu posten. Seine Partnerin nutzte daraufhin ihren eigenen nicht ganz so berühmten Instagram-Account, um über indirekte Informationen der Presse klar und unmissverständlich mitzuteilen, wie es gerade um die Beziehung wirklich bestellt ist. Dies ist ein Seitenhieb, den ihr Freund ihr zunehmend übel nimmt. Obwohl sich die beiden mittlerweile verlobt haben und sie Worte wie »Ich liebe dich« und »Ich will bis zum Ende meines Lebens mit dir zusammen sein« von ihm gehört hat, schien das Ereignis an Wert zu verlieren, da es nicht medial geteilt werden konnte. Instagram fühlt sich bei diesem Paar für mich wie ein störender Eindringling an, der die Aufmerksamkeit des Paares ständig trianguliert und wie eine Waffe drohend und gefährdend zum Einsatz kommt, wenn Probleme in der Beziehung auftreten. Instagram als Mittel, um über Status, Prestige und Macht zu entscheiden. Dies ist auch der Grund, warum das Paar meine Hilfe in Anspruch nimmt.

Ein anderes Beispiel eines unrealistisch hohen Soll-Wertes sehe ich bei einer zunehmenden Zahl an Menschen, die bereits schon ab Mitte 20 zur Steigerung ihrer Attraktivität und mit dem Ziel ewiger Jugend ihr Gesicht mit Fillern und Botox traktieren. Von Influencern angestachelt versuchen sie, mit aus meiner Sicht unbrauchbaren Methoden am äußeren Schein zu polieren. Einem Schein, hinter dem oftmals ein verzweifelt nach Liebe, Anerkennung und Lob suchender weicher und unsicherer Kern steckt. Meine Aufgabe als Therapeutin ist dann die Arbeit am Sein, das den Schein nicht mehr braucht, um autonom durch das Leben zu gehen.

Dabeisein ist nicht Erleben!

Im Nymphenburger Schlosspark beobachte ich täglich die Besucher und Touristen, die sich, ohne den Park im Detail anzuschauen, schnell vor der hübschen Eingangskulisse des Parks ablichten, um kurz darauf zum nächsten fotografischen Höhepunkt in München zu eilen. Der perfekte und repräsentative Hintergrund des Fotos scheint wie ein Persönlichkeits-Upgrade auf die Protagonisten im Zentrum des Bildes zu wirken. Das Posten, Teilen und Bewerten von Inhalten mit einer Schar von

Followern scheinen dem eigenen Leben und Erleben eine Art digitale Veredelung zu geben, die Wertigkeit und Bedeutung verleiht. Nur ein auf sozialen Medien geteiltes und gefeiertes Erlebnis fühlt sich so an, als habe man es wahrhaftig erlebt. Es ist wie ein Realitäts-Check, der bestätigt: »Ja, du hast es wirklich erlebt!«

Wie bedenklich sich das Posten von Inhalten auch auf mein eigenes Erleben auswirkt, konnte ich vor ein paar Wochen an mir selbst feststellen. Ich war an einem Spätsommermorgen bei Nieselregen sehr früh mit meinem Hund am Strand auf Sylt weitab von anderen Touristen unterwegs. Mein Gesicht dem Wind und Regen abgewandt und mit fixiertem Blick auf den direkten Sandabschnitt vor meinen Füßen, nahm ich meine Umgebung nur in einem kleinen Ausschnitt wahr. Dem schlechten Wetterbericht des Vortages Glauben schenkend, war ich wettertechnisch auf einen Tag eingestellt, der kaum etwas Positives zu versprechen barg. Plötzlich fing mein Hund an laut zu bellen. Nach der Ursache Ausschau haltend, blickte ich sodann direkt in das Gesicht einer ebenso verdutzt dreinschauenden Jungrobbe, die gerade einmal einen Meter vor uns am Strand entfernt lag. Noch nie zuvor war ich einer Robbe in freier Natur so nah gekommen. Ich griff in meine Jackentasche, um das aufregende Ereignis auf einem Foto zu fixieren. Leider hatte ich ausgerechnet an diesem Tag mein Smartphone zu Hause vergessen. Zu schade aber auch! So schauten mein kleiner Hund und ich der jungen Robbe hinterher, bis sie in den brausenden Wellen der Nordsee verschwand. Verärgert ging ich weiter, als die ersten flachen Sonnenstrahlen vom Osten über den Dünenkamm glitten. Sie färbten das Meer in einen sonderlichen Grünton, der für die Nordsee eher atypisch aussah. Im Hintergrund loderten schwarze Wolken am Horizont mit allerlei Regen im Gepäck. Noch über die Robbe nachdenkend, blickte ich über das Meer und sah plötzlich den kitschigsten Regenbogen meines ganzen Lebens, der sich am Horizont neonfarben funkelnd und nahezu übernatürlich schrill im Halbkreis ausbreitete. Der schwarze Himmel, das grüne Meer, die leuchtenden Farben des Regenbogens und mein kleiner Hund und ich von ihm verzaubert mittendrin! Ich dachte sofort: »Das hätten die Fotos meines Lebens werden können!« Fassungslos sagte ich das auch immer wieder zu meinem Hund, der sich so gar nicht für den schillernden Regenbogen interessierte, sondern lieber im Sand buddelte. Kurz darauf erwischte uns ein Schauer, und so stampften wir klitschnass nach Hause. Für mich fühlte es sich an diesem Morgen so an, als hätte mein Erleben ganz ohne Fotodokumentation nicht wirklich stattgefunden. Zwar erzählte ich sogleich Freunden von den zwei Überraschungen am Morgen, aber ohne Foto konnte ich es ja nicht beweisen und auch nicht wirklich erklären, wie beeindruckend die Szenerie auf mich gewirkt hatte.

Über das Ereignis nachdenkend, wurde mir klar, auf welch absurde Weise sich auch meine Wahrnehmung fast unmerklich durch soziale Medien verändert hat. Ist es Ihnen auch schon einmal so ergangen? Ich bin ja noch sozialisiert zu Zeiten, in denen ich nach dem Urlaub die Filmrollen beim Fotografen vorbeibringen musste, um eine Woche später die Fotos für relativ viel Geld in Empfang zu nehmen, damit ich sie dann in Fotoalben kleben konnte. Damals genoss ich Sonnenuntergänge noch völlig ohne Kamera und hatte ein deutlich entspannteres analoges Leben, ganz ohne digitales Echo.

Der Schweizer Architekt und Schriftsteller Max Frisch schrieb in seinem Buch *Mein Name sei Gantenbein*, das 1964 erschien, sehr kluge Worte: »Die meisten verwechseln Dabeisein mit Erleben« ist ein Zitat daraus. Weit vor der Digitalisierung und noch mit Schreibmaschine und Papier sozialisiert, meinte Max Frisch damit ein sinnliches Eintauchen in das Hier und Jetzt. Was er sicherlich nicht damit verband, war das Pilgern an schöne Orte, die Jagd nach perfekten Selfies vor gigantischen Kulissen, das sofortige Posten der Highlights und ein darauffolgend schnelles Vergessen des eigentlichen Erlebnisses. Dies wäre vermutlich eher eine Beschreibung des »Dabeiseins« gewesen.

Zu Lebzeiten von Max Frisch war Erleben noch ein abgeschlossener Prozess, der mit Ankommen und Hineinspüren zu tun hatte und der wenig bis keiner äußeren Bewertung bedurfte. Erleben beschränkte sich auf den Protagonisten, seine Gedanken zwischen seinem rechten und linken Auge und eine Reflexion oder Spiegelung des eigenen Erlebens durch das Sprechen über den Moment mit direkt anwesenden Personen oder das anschließende Schreiben darüber. Gerade lese ich die Korrespondenz zwischen dem einstigen Liebespaar Max Frisch und Ingeborg Bachmann, die von Juli 1958 bis Frühjahr 1963 ein Paar waren, genau der Zeitraum, in dem das Buch *Mein Name sei Gantenbein* entstand. Aus dieser Zeit gibt es sage und schreibe nur ein einziges gemeinsames Foto der beiden zusammen. Dieses eine Bild hat vermutlich mehr Bestand und Wirkkraft, als es die Hunderte von Selfies heute haben, die viele Menschen in sozialen Medien mit ihren Followern teilen und die schon kurz nach dem Posten im Hintergrundrauschen Tausender anderer Storys und Posts verglühen, ähnlich Sternschnuppen am Firmament.

Feedback

Wir alle sehnen uns nach Bestätigung, nach Anteilnahme und Anerkennung. 2009 erfand ein Facebook-Mitarbeiter den »Like«-Button, der im Netz, wenn auch etwas übertrieben, als »modernes Heroin« bezeichnet wird. Jedes Like wirkt auf das Belohnungszentrum des Gehirns, das daraufhin wohltuendes Dopamin ausschüttet. Auf eine schlimme Nachricht mit »Like« zu antworten wäre allerdings unpassend, und so führte Facebook 2016 weitere Emojis wie zum Beispiel »Love«, »Wow«, »Wütend«, »Traurig« ein, damit die Nutzer differenzierter auf

Beiträge anderer reagieren konnten. Eine Reaktion, im besten Falle eine positive Reaktion wie ein Like, schenkt dem Sender der Botschaft Bestätigung und die scheinbare Gewissheit, von anderen wahrgenommen zu werden.

Die Wirkung von positivem Feedback, die der Like-Button vermittelt, ist in der Tat gigantisch! Das wissen nicht nur die hinter sozialen Medien steckenden Unternehmen. Auch zum Beispiel beim Gaming, Gambling und bei Apps für Sport, Fitness und Ernährung sind positiv programmierte Feedbackschleifen nicht mehr wegzudenken. Sie motivieren und aktivieren die Nutzer, noch mehr von dem zu tun, was sie gerade tun und was sie veranlasst, immer wieder an den Ort der guten Gefühle zurückzukehren. Dies liegt natürlich an dem Dopamin, das über Likes in Wallung gerät, uns motiviert und in Aktion versetzt, das Verhalten erneut zu zeigen.

Aus der Gießkanne sozialer Medien ausgeschüttet, ist Feedback heute keine Mangelware mehr, sondern eine sehr gut steuerbare Variable, die positive Gefühle der Zufriedenheit und der Bestätigung ad hoc entstehen lässt. Unter den Followern und Freunden eines Nutzers besteht oftmals unausgesprochen folgender Deal: Gibst du mir positives Feedback, bekommst du von mir ebenfalls einen Like. Oftmals ungeachtet der Inhalte, die tatsächlich gepostet werden. Eine Art Tauschhandel positiver Emotionen und Bestätigung, das, wenn man es spendiert, wie ein Belohnungsecho auch wieder auf einen zurückkommt. Das Ergebnis ist, dass die Nutzer zur Gefühlsmodulation zunehmend mehr Zeit mit Posten, Kommentieren, Teilen und dem Einsammeln von Likes verbringen müssen. Manche meiner Klienten checken auf sozialen Medien geradezu zwanghaft viele Hundert Male am Tag die Reaktionen ihrer Follower, Freunde und Bekannten. Hinzu kommt eine Angst, etwas zu verpassen, die auch »Fear Of Mission Out« bezeichnet wird. Wird das Nachschauen in sozialen Medien unterbunden, können dysphorische Zustände auftreten, die mit einem Druckgefühl, erhöhter Reizbarkeit, unspezifischen Ängsten und Depressionen einhergehen können, die einem abhängigen Suchtdruck (Craving) bedenklich ähnlich sind. Auch wenn die Idee, etwas zu verpassen, bei näherer Betrachtung irrational ist, so gewöhnen wir uns mit der Zeit an die warme Feedback-Dusche sozialer Gruppen, die uns kompensatorisch ein digitales Heimat- und Zugehörigkeitsgefühl gibt.

Wenn im Leben nichts passiert, dann ist das Posten eine willkommene Gelegenheit, um Wohlgefühl aufkommen zu lassen. Eine perfekte Ablenkstrategie für das Dilemma eines eventuell unerfüllten und imperfekten Alltages. Besonders Influencer, die in erster Linie, wie der Name schon sagt, beeinflussen wollen, sind von dem Feedback ihrer Follower extrem abhängig. Da stellt sich die Frage, wer hier eigentlich wen mehr beeinflusst, der Influencer die Follower oder die Follower die Influencer? Wir alle kennen die Phase der Repetition von anderen Belohnungsreizen, die dabei still und heimlich Gewohnheiten aufbauen lässt. Posten, zigfaches Schauen, was passiert, und gute Gefühle aufzusaugen können zu einer nicht ganz ungefährlichen Gewohnheit werden, die bei ausbleibenden oder gar negativen Reaktionen in der Lage ist, Menschen in existenzielle Krisen zu stürzen.

Leider unterliegen die kurzfristig belohnenden Wirkungen in sozialen Medien ähnlichen Verschleißmechanismen wie die anderer Belohnungsmechanismen. Toleranzentwicklung und Dosissteigerung machen sich in immer aufwendigeren Posts, riskanteren Fotos oder Videos und dem Versuch, immer mehr Aufmerksamkeit auf sich zu ziehen, bemerkbar. Waren am Anfang drei Likes schon eine Sensation, kann sich die Reaktion von mehreren Tausend Likes für einen Influencer im Vergleich zu früheren Posts oder gleichrangigen Wettbewerbs-Influencern schon mal wie eine Niederlage anfühlen.

Die Anzahl von Likes und die Popularität der mit den Followern geteilten Inhalte bestimmen zunehmend das Selbstwertgefühl der Menschen. Die intuitive Bewertung eigener Erlebnisse, eigener Gefühle und individueller Gedanken wird um die Komponente des »Feedback-Buttons« sozialer Medien erweitert. Dies geschieht zum großen Nachteil der Nutzer, denn die Likes und Reaktionen der Follower liegen außerhalb der eigenen Bewertungsreichweite und lassen sich nur zeitaufwendig beeinflussen. Alternativ finden sich in dieser scheinbaren Welt von Lob im Überfluss auch immer mehr Influencer, die bereit sind, für Fake-Likes und Follower eine Menge an Geld zu investieren. Selbstwirksamkeit, Selbsteinschätzung und Selbstreflexion degenerieren dabei leider. Die Gabe, sich selbst positives Feedback zu geben, unabhängig von anderen, scheint außer Mode gekommen zu sein. Ein Fakt, den ich sehr bedauerlich finde und den ich in therapeutischen Sitzungen versuche zu verändern.

Die Konstruktion von Wirklichkeiten und Identitäten

Patienten bekommen bei mir in der Praxis zu Beginn der Therapie einen Fragebogen zur Erfassung ihrer Lebensgeschichte. Er besteht aus zwölf Seiten, und die Ausführungen der Patienten dazu sind für mich immer wieder aufs Neue äußerst spannend zu lesen. Menschen erzählen in der Regel gerne ihre Biografien. Sie präsentieren sie in Form eines Lebenslaufes im Beruf, oder sie erzählen neuen Partnern, Freunden oder Bekannten Ausschnitte davon. Je nach dem Kontext werden dabei Inhalte prominent erwähnt oder einfach weggelassen. Irgendwann ergibt sich durch die Aneinanderreihung von Geschichten etwas, das wir unser Leben nennen. Das digitale Bereitstellen, Teilen und Liken erhöhen dabei die Vielfalt von Möglichkeiten, wie Geschichten erzählt und mit anderen geteilt werden können. Das

Zitat von Max Frisch »Jeder Mensch erfindet früher oder später eine Geschichte, die er für sein Leben hält«, trifft auf unsere heutige Zeit mehr zu als damals von ihm vermutlich gedacht. Über soziale Netzwerke können wir die Vielfalt zur Konstruktion von Wirklichkeiten des eigenen Lebens enorm erhöhen.

Max Frisch griff damit bereits 1964 faszinierende Gedanken des radikalen Konstruktivismus auf, der eine Dekade später von dem bekannten österreichischen Kommunikationswissenschaftler Paul Watzlawick fortgeführt wurde. Beide Autoren hatten ihre Schaffenshochphase im letzten Jahrhundert, noch weit vor der Entstehung virtueller sozialer Netzwerke. Der radikale Konstruktivismus besagt, dass wir unser Erleben subjektiv konstruieren und dass die Realität einer Objektivität entbehrt, da sie immer subjektiv ist und bleibt. Jeder Mensch hat seine einzigartige Interpretation von seiner Person und der Welt um sich herum. Verändert sich die Umgebung, z. B. durch Digitalisierung und Globalisierung, so verändern sich auch die subjektiven Realitäten der Individuen, die in ihr leben. Eines der Dinge, denen ich mich täglich in meiner psychotherapeutischen Arbeit mit Patienten widme, ist die Umschreibung und Neubewertung von als objektive Fakten vorgetragenen subjektiven Realitäten meiner mit Leidensdruck zu mir kommenden Patienten. In diesem Zusammenhang sind zwei Begriffe wichtig zu verstehen: das »Selbst« und die »Identität« einer Person. Diese zwei Begriffe sind psychologische Konstrukte, die Unterschiede und Gemeinsamkeiten aufweisen:

Das »Selbst« fragt: »Wer bin ich und wie sehe ich mich selbst?« Das »Selbst« richtet dabei den Blick nach innen auf die ureigene »Ich«-Repräsentanz der Person. Sie unterliegt ab dem Erwachsenenalter nur geringen Schwankungen, ist somit eher statisch und konstant in uns allen angelegt. Als beliebtes Präfix ist »Selbst« Bestandteil vieler Wörter: selbstbewusst, Selbstkontrolle, Selbstwertgefühl, Selbstvertrauen, Selbstbestimmung,

Selbstreflexion, Selbstzentrierung, Selbstbezogenheit, Selbstbehauptung, Selbstwirksamkeit usw.

Die »Identität« fragt hingegen: »Wie möchte ich, dass andere mich sehen, und wie unterscheide ich mich von den anderen?« Die »Identität« richtet den Blick nach außen. Sie mag es, mit sozialen Gruppen und Bezugspersonen zu interagieren, in denen sie sich dynamisch der jeweiligen Situation und dem Personenkreis anzupassen vermag. Die Identität ist somit dynamisch, sie kann sich je nach dem Kontext, in dem sie sich bewegt, immer wieder neu in Szene setzen.

Das Wort »Selbstidentität« fasst die nach innen und nach außen gerichteten Anteile einer Person zusammen, die im Idealfall eine integrative Einheit bilden.

Personen mit einer hohen »Ich-Stabilität« erleben ihre Selbstidentität kohärent, authentisch und für sich und andere stimmig. Ich-Stabilität vereint dabei die klare und bewusste Vorstellung von Werten, Prinzipien und Überzeugungen, die kohärent mit dem eigenen Denken, Fühlen und Handeln stehen und die nach innen und außen wenig Abweichungen zeigen. In anspruchsvollen und herausfordernden Zeiten durch Probleme im Außen können Veränderungen angenommen, akzeptiert und für sich stimmig gelöst werden. Personen mit einer hohen Ich-Stabilität finden Kraft und Ausgleich aus sich selbst heraus. Sie sind in der Lage, zwischen äußeren und inneren Realitäten zu unterscheiden, sie erkennen Ursachen-Wirkungs-Zusammenhänge, und sie verfügen über ausreichend Frustrationstoleranz und Bewältigungskompetenz.

Im Gegensatz dazu erleben Personen mit einer »Ich-Schwäche« eine Unsicherheit im Denken, Fühlen und Handeln bei gleichzeitig gering vorhandenen eigenen Werten, Prinzipien und Überzeugungen. Herausforderungen und Probleme durch Veränderungen im Außen vergrößern die Unsicherheit und lösen überproportional starke Stimmungsschwankungen und Ängste aus. Fehlender Halt im Inneren kann über changierende und scheinbar stark präsentierte Identitäten im Außen verdeckt werden. Diese wiederum zeigen jedoch bei genauerer Betrachtung eine hohe Fragilität und Abhängigkeit von den Meinungen und Bewertungen anderer und sind von ihnen deshalb stark beeinflussbar. Ich-schwache Menschen neigen dazu, über Konsum ihre inneren Defizite zu kaschieren, und sind damit ideale Targets für Werbung und Beeinflussung über soziale Medien.

Wenn eine Ich-Schwäche in der Selbstidentität vorliegt, dann orientieren sich Menschen stark nach außen. Sie sind auf die Bewertung ihres sozialen Umfelds angewiesen. Während Menschen mit einer hohen Ich-Stabilität sich selbst gut einschätzen können und es schaffen, sich Bestätigung aus sich selbst heraus zu holen, und demnach wenig Bestätigung von außen brauchen.

Selbstidentität entwickelt sich über die biografische Zeitachse hinweg und ist nicht per Geburt angelegt. Während Kinder und Jugendliche noch stark auf das Feedback ihres Umfelds (Peergruppe, Eltern, Lehrer, Vorbilder, Geschwister etc.) angewiesen sind, schaffen es gesunde Erwachsene, Feedbackschleifen aus sich selbst zu generieren, die sie Ich-stark und unabhängig durch die Welt gehen lassen. Ich würde behaupten, dass dies eine Entwicklung ist, die mit einer inneren Weisheit einhergeht und die eher leise ohne Posts im Leben vonstattengeht. Nun sehe ich mir häufiger die sozialen Medien meiner Klienten und Patienten an. Dabei ist mir wichtig zu verstehen, wie sich Personen im Außen darstellen und mit welchen Störungsbildern sie zu mir kommen. Um das Changieren von Identitäten durch soziale Medien und die Konstruktion von Wirklichkeiten verständlich zu machen, möchte ich hier von einer Patientin berichten, deren Identität droht, an einer von ihr nach außen geschaffenen digitalen Scheinkonstruktion ihrer Identität bei vorhandener Ich-Schwäche zu zerbrechen.

Die Patientin, Ende dreißig – nennen wir sie Greta – präsentiert sich auf Instagram mit vielen makellos wirkenden Fotos, die sich in Art und Weise der Präsentation ständig wiederholen. Auf jedem Foto ist die Protagonistin Greta in trendig-legerer und hochwertig-figurbetonter Kleidung zu sehen. Gerne posiert sie mit verführerischem Blick vor Luxuskulissen, flankiert von bekannten Stars und Sternchen. Beruflich in der Mode-Beauty-Industrie in verantwortlicher Position tätig, ist Greta es gewohnt, mit den Medien zu spielen und sie für ihre Zwecke einzusetzen. Ihre Follower-Schar ist groß, und diese konnotiert ihre Posts mit vielen Komplimenten. Sie verkörpert eine Symbiose aus Schönheit, ewiger Jugend und Erfolg. Kurzum eine Frau, der das Leben gut mitgespielt zu haben scheint.

Nun kommt Greta zu mir, von ihren Freundinnen geschickt, die sich so langsam Sorgen um ihre Gesundheit machen. Es gibt da eine zweite Identität von Greta, eine, die völlig autonom und abgekoppelt von Instagram ein bedrohliches Eigenleben führt. »*Für Stunden, manchmal sogar Tage möchte ich Teil der Gosse sein*«, so ihre Worte. Hierzu hat sie eine Art Verkleidung einfachster Art. Ohne Schminke bietet sie sich kostenfrei und wahllos Männern, oftmals mit Migrationshintergrund, für sexuelle Handlungen an. Häufig sind auch Drogen wie Kokain dabei im Spiel. So ein Absturz endet nicht selten mit über zwanzig wahllosen sexuellen Begegnungen pro Nacht und damit einhergehenden äußerst risikobehafteten öffentlichen und unüberschaubaren Situationen und gefährdenden Sexualpraktiken. Um nach dem Exzess wieder auf Instagram-Niveau zu kommen, hat sich Greta ein Ritual angewöhnt: Sie schaltet klassische Musik ein, nimmt ein ausgiebiges Schaumbad, dreht Lockenwickler in die Haare, setzt sich die Fön-Haube auf und manikürt sich die Hände. Und wenig später schon strahlt sie wieder ihrer Follower-Schar auf Instagram entgegen.

Als Psychotherapeutin würde ich sagen, dass hier eine Form

der destruktiven Identitätsstörung bei nach den ersten Gesprächen klar herauskommender Ich-Schwäche vorliegt. In der Hülle – oder soll ich eher sagen »Hölle« – von Instagram gefangen, kann sie den dort aufgebauten Soll-Wert in der Realität nicht halten. Eigentlich nach Liebe und Partnerschaft durstend, kompensiert sie ihre scheinbare Instagram-Welt narzisstischer Befindlichkeiten durch destruktives Verhalten, das ebenso zerstörerisch auf sie wirkt wie das Leben hinter der offiziellen Greta.

Meine Aufgabe bestand darin, die zwei Identitäten von Greta liebevoll miteinander in Kontakt zu bringen. Dazu mussten wir tief in die Biografie gehen, in der ein früher Tod eines Familienmitglieds und eine subjektiv empfundene Schuld sowie der Neid der Verwandtschaft nach einem Erbe eine zentrale Rolle spielten. Greta machte eine für sie initial kaum aushaltbare Instagram-Pause und kündigte ihren Job, der instabilen Eitelkeiten eine perfekte Scheinkulisse bot. Im innersten Kern sah ich eine verletzte Greta, die weder im Außen sozialer Medien noch in der Gosse sexueller Exzesse eine Heimat und innere Ruhe fand. Wir arbeiteten daraufhin am Greta-Sein, das keinem Schein mehr hinterherlaufen muss.

Auch wenn dieses Patientenbeispiel stark verkürzt von mir vorgetragen ist, so kommt hier der Leidensdruck über eine in sozialen Medien konstruierte Scheinwirklichkeit gut zum Ausdruck. Greta versuchte über das Schaffen extremer öffentlicher und davon abgespaltener versteckter destruktiver Identitäten ihrem eigenen Selbst auf die Spur zu kommen. Ein Weg, den sie vor einigen Monaten komplett verlassen konnte, um mit brauchbaren Werkzeugen in der Hand die Wunden der Vergangenheit aufzuarbeiten und durch ein integratives Vorgehen in eine Zukunft zu gehen, in der sie aus sich selbst Kraft, autonome Stärke und Selbstwirksamkeit generiert, die ihr weder Hochglanz-Promis, Follower, wahllose Männer oder Drogen hätten geben können.

Wie man sich von sozialen Netzwerken emanzipieren kann

Die initial nützlichen Aspekte von Facebook wurden für mich mit der Zeit zunehmend von negativen Aspekten überdeckt. Die hochgradige Transparenz meines Nutzerprofils im Netz und die Vermarktung meiner Daten, um manipulativ auf mich personalisierte Werbung und Inhalte zu platzieren, wurden mir mit der Zeit immer lästiger. Als für Facebook gläserner Kunde wurden die für mich angepassten attraktiven Köder, ohne meine bewusste Zustimmung, ständig wieder direkt vor meiner Nase platziert, die mich zum Zuschnappen zu ködern versuchten.

Facebook bedient sich seit 2020 zunehmend des Erfolgskonzepts von TikTok, in dem »Reels« integriert werden. Über kurze Videoclips von oftmals wenigen Sekunden und ihre Bewegungsreize, die den Konsumenten neugierig machen, habe ich mit der Zeit ähnlich reagiert wie ein Fisch, der einen sich in Bewegung befindlichen Wurm sieht. Durch mein Nutzerverhalten wurde die Auswahl an Videos ständig an mein User-Profil adaptiert. Der Effekt war, dass ich scrollend im Default-Modus Videos anschaute und dabei die Zeit vergaß. Wie die Kurzvideos auf TikTok sind Reels Fragmentierungsmaschinen der Aufmerksamkeit. Während dabei der mentale Verblödungs-Unterhaltungs-Ruhigstell-Muskel trainiert wird, verkümmern Aufmerksamkeit, Steuerungsfähigkeit und andere höhere kognitive Funktionen.

Ich schaute mir daraufhin intensiv die Liste meiner »Freunde«, die sich seit über zehn Jahren angesammelt hatten, auf Facebook durch. Viele von den mir bekannten Personen habe ich seit Jahren weder persönlich gesehen noch gesprochen. Irgendwie gaben sie mir jedoch ein Gefühl des Zusammenhaltes, und ich empfand die potenzielle Möglichkeit, jederzeit mit ihnen in Kontakt treten zu können, irgendwie als bereichernd. Vielleicht trifft es das Motto: »Gemeinsam bist du nicht allein!« Bei vielen der »Freunde« kann ich schon im Voraus sagen, was sie in Kürze posten werden, wer auf meine Inhalte wie reagiert und wer mir, wie jedes Jahr, zum Geburtstag eine Kurzbotschaft zukommen lässt. Ehrlich gesagt langweilen mich die meisten Inhalte und Erfolgsstorys: sportliche Errungenschaften, schöne Reisen, Treffen mit Freunden in ausgelassener Stimmung und gefilterte Fotos, die gefühlt mit den realen Personen dahinter nur noch wenig zu tun haben. Kurz entschlossen reduzierte ich die Liste der »Freunde« auf diejenigen, die mir wirklich am Herzen liegen und die ich auch noch analog ab und an treffe und weiterhin treffen möchte. Nach drei Durchgängen schrumpfte die Liste von 128 auf 30 Freunde zusammen. Immer noch zu viele, um wirklich in engem Kontakt zu stehen. Ein Gefühl von Stolz überkam mich dabei. Stolz, dass ich mir die Zeit genommen habe, einmal aufzuräumen und bewusst zu reduzieren. Ich bin ein Mensch, der gerne Freundschaften pflegt. Hierbei sind mir analoge Freundschaften deutlich wichtiger als vorwiegend digitale. Das Löschen kam mir wie eine Befreiung vor. Sie schaffte Luft für Neues und Leichtigkeit, als hätte ich einen Ballast abgeworfen.

Den endgültigen »Delete-Button« für Facebook habe ich noch nicht gedrückt. Er ist im Übrigen auch gut verborgen und überhaupt nicht einfach zu finden. Zudem habe ich über das Teilen meiner Fotos und das repetitive Einloggen so eine Art Verbundenheit zu Facebook aufgebaut. Eine Tatsache, die meine Kinder der Generation Z sich kaum noch vorstellen können. Für sie ist Facebook eher ein soziales Medium der Alten, der Eltern und derjenigen, die sich weigern, auf Instagram, TikTok, Snapchat und Co. umzuswitchen.

Wenn man soziale Medien in ihrer Gesamtheit bewusst wahrnimmt, mit allen Vor-, aber auch Nachteilen, und einen disziplinierten Umgang zu pflegen schafft, in dem besonders die Ressource Zeit und Daten wichtige Faktoren sind, die man im Auge behalten sollte, dann ist die Ursprungsidee sozialer Medien wirklich eine gute, die das Miteinander bereichern kann. Dabei sollte man sich ebenfalls bewusst machen, welche Daten aus der Hand gegeben werden und was damit geschieht. Besonders aufmerksam sollten wir bei repetitiven Handlungen werden. Darüber bauen sich Gewohnheiten auf, die unbemerkt von guten Intentionen zu manipulativen Zeitfressern werden und so auch negative Effekte in unserem Leben verbreiten können.

Gerade über die Gefahren wird aus meiner Sicht noch zu wenig Aufklärung weitergegeben für Menschen, für die soziale Medien mittlerweile ein integraler Bestandteil ihrer Identität zu sein scheinen. Welche Inhalte sind ungefährlich zu teilen? Wie mache ich mich verletzlich und wie sogar strafbar? Wie gehe ich mit Hasskommentaren um? Wie behalte ich das Steuer sicher in der Hand? Wie tracke ich die Zeit, die ich auf bestimmten sozialen Medien verliere? Wie erkenne ich Toleranzentwicklung? Welches sind die Frühwarnsignale für repetitive zwanghafte oder gar abhängige Verhaltensweisen, Gedanken und damit verbundene dysfunktionale Gefühle?

Dies sind Fragen, die in jedem Elternhaus, in der Schule und in öffentlichen Medien breit und ausführlich diskutiert werden müssten. So wie wir einen Führerschein zum Fahren eines Autos benötigen, so sollte es auch einen Fahrschein für das Bedienen von sozialen Medien geben. Für mich als Mutter zweier Kinder ist es wichtig zu entscheiden, welche Apps sozialer Medien auf dem Smartphone des eigenen Kindes Einzug nehmen. Ich persönlich habe ein Programm, das es meiner Tochter nicht erlaubt, in Eigeninitiative Apps herunterzuladen. So hoffe ich, dass ich sie im vulnerablen Alter der Pubertät noch ein wenig schützen kann vor bedenklichen Entwicklungen in sozialen Medien, die selbst Erwachsene nicht einmal in voller Gänze verstehen.

10 Online-Shopping

Shopping ist eine allseits beliebte Freizeitbeschäftigung, die Glücksgefühle strömen lässt. Wenn ich von Shopping spreche, dann meine ich dabei Einkäufe, die sich wohltuend von dem anstrengenden Einkauf des Alltags abgrenzen. Kaum einer mag es, schwere Sprudelflaschen und Tragetaschen mit Milch, Eiern, Spaghetti und Äpfeln durch die Gegend zu schleppen. Beim Shopping steht das Vergnügen im Vordergrund, das sauer verdiente Geld in wohltuende Belohnung zu verwandeln. Menschen gehen shoppen, um den Alltagsstress zu vergessen und sich etwas zu gönnen. Das war gestern so wie heute. Was sich allerdings verändert hat, ist die Art und Weise, wie wir inzwischen einkaufen. In einer Konsumwelt ohne Öffnungszeiten und durch die schier unendliche Produktvielfalt werden Bedürfnisse geweckt, die wir vor Jahren nicht mal hätten benennen können. Sie versuchen ein impulsives Verlangen nach »Mehr« bei den Menschen zu schüren, die eh schon von allem zu viel haben. Im Prinzip sprechen wir hier von überfließenden Kaufoptionen, wie wir sie schon aus den Bereichen Essen, Sexualität, Unterhaltung und sozialen Medien kennen. Da ich, was Shopping angeht, schon ein Fossil zu sein scheine, erlauben Sie mir einen kurzen Blick in die Vergangenheit des letzten Jahrhunderts, die Zeit meiner Kindheit, Jugend und jungem Erwachsenenleben.

»Otto … fand' ich gut!«

Vor einigen Tagen ging ich zum Briefkasten, aus dem ein in Plastik eingehüllter, dickerer Prospekt herausschaute. Ich hielt einen Moment inne, um zu verstehen, was ich da gerade in der Hand hielt! Es war ein 83-seitiger Werbeprospekt mit dem mir aus meiner Kindheit gut bekannten roten »Otto«-Logo. Darin die neuen Herbst-Highlights in Mode, Wohnen und Sport. Schon auf der Titelseite lockte der Katalog potenzielle Leser mit 20 Prozent Rabattcode, obwohl der Herbst noch nicht einmal begonnen hatte.

Auf meinem Briefkasten klebt nicht ohne Grund das Schild »Keine Werbung!«. Bei näherer Betrachtung war dies jedoch tatsächlich keine Einwurf-Werbung. Der Otto-Prospekt erreichte mich erstmalig über meine erst wenige Monate alte, korrekt adressierte Postanschrift. Normalerweise landet bei mir ungefragt zugesendete Post ohne Zögern sofort im Papiercontainer. Aber wie in Gottes Namen hatte es das Handels- und Dienstleistungsunternehmen der »Otto-Group« mit Sitz in Hamburg geschafft, meine Privatadresse abzugreifen? Verunsichert öffnete ich die Plastikfolie und suchte den mir aus der Kindheit bestens bekannten Bestellschein, der sich nicht finden ließ. Dafür entdeckte ich die Logos bekannter sozialer Medien und einen QR-Code mit dem Hinweis: *»Smarter shoppen ist so einfach! In unserer App warten viele exklusive Angebote, regelmäßige Rabattaktionen, Produktempfehlungen und jede Menge mehr auf dich!«*

Okay – nun verstand ich. Dieser Prospekt stellte eine Art Brücke zwischen alter Katalogzeit und neuem Digitalversand dar. Werbung im Papierformat kommt als Amuse-Gueule daher, das Appetit auf die Bestellung über App oder Online-Portal machen soll. Nach einem Anruf beim freundlichen Otto-Kundenservice stellte ich fest, dass nicht Otto meine Daten illegal abgegriffen hatte, sondern ich selbst daran schuld war, da ich bei meinen vielen Online-Bestellungen die Übersicht verloren und so nicht bemerkt hatte, dass ich vor wenigen Monaten tatsächlich ein Pflanzengerüst für den Balkon bei besagtem Otto-Versand bestellt hatte. Da ich ungebetene Werbepost nicht besonders mag, wurden meine Kundendaten noch am selben Tag gelöscht.

In meiner Kindheit war der Otto-Katalog fester Bestandteil im Alltag meiner Familie und hatte einen Ehrenplatz auf der Ablage im Wohnzimmerschrank. Der Universalversand für jedermann war eine Art Enzyklopädie der sich entwickelnden Konsumgesellschaft der 70er- und 80er-Jahre, die auch in mein kleines niedersächsisches Dorf mit gerade mal 1500 Einwohnern Einzug gehalten hatte. Der Katalog brachte das Flair der großen weiten Welt in jedes noch so abgelegene Dorf. Zu unserer Familientradition gehörte es, wie in vielen Millionen anderen Haushalten deutschlandweit auch, dass wir den Katalog gemütlich auf dem Sofa sitzend immer und immer wieder studierten. Mein Bruder und ich erstellten dabei lange Listen mit Geschenkideen für Geburtstage und Weihnachten. Ich bastelte mir an verregneten Wintertagen eine Wunschtraumwelt aus ausrangierten Katalogen zusammen und erstellte daraus Collagen. Während meine Mutter interessiert die Seiten mit den neuen Küchengeräten studierte, verharrte mein Vater auffällig lang auf den Seiten mit den Unterwäschemodels. Damals waren die Produkte von Otto allgegenwärtig, und in kaum einem Haushalt fehlte eine Küche oder Waschmaschine der Otto Eigenmarke »Privileg«. Das Produktportfolio war gigantisch und hatte in den 70er-Jahren sogar kurzfristig sechs verschiedene Hunderassen im Angebot, inklusive Impfausweis und Ahnentafel. Übergroß war dann die Freude, wenn das heiß ersehnte Paket mit dem blauen Klebeband und weißen Otto-Schriftzug endlich zu Hause eintraf. Die kleinen Bekleidungsgeschäfte merkten schnell den nachlassenden Kundenstrom und mussten fortan um ihre Existenz kämpfen. In seiner Hochphase wog der Katalog über zwei Kilogramm, bestand aus über 2000 Seiten und beinhaltete damit eine für damalige Verhältnisse fast schon unvorstellbar große Produktpalette. Bis zu zehn Millionen Exemplare davon fluteten zweimal jährlich Haushalte der BRD, während die Menschen der DDR sich in Konsumtraumwelten wähnten, falls sie über Verwandte aus dem Westen eines der älteren Katalogexemplare in die Hand bekamen.

Im Jahr 2004, also zwei Jahre vor Beginn von *Germanys Next Top Model*, strahlte sogar eine jugendliche Heidi Klum vom Cover, genauso wie zuvor und danach Top Models wie Claudia Schiffer, Cindy Crawford, Giselle Bündchen und Eva Padberg. Die Kataloge der Versandhändler waren in den Jahren des westdeutschen Wirtschaftswunders, aber auch noch nach dem Fall der Mauer, ein äußerst erfolgreiches und lukratives Vertriebsinstrument. Der in der damaligen Zeit verwendete Begriff »Otto-Normalverbraucher«, auf den der Katalog abzielte, hält sich hartnäckig bis heute, obwohl sich das Konsumverhalten des durchschnittlichen Bürgers in den letzten Jahrzehnten durch die Digitalisierung stark verändert hat. Heute würde man den Begriff eher mit Mainstream-Konsument übersetzen. Otto sorgte im vergangenen Jahrhundert dafür, dass der letzte Schrei aus Paris, Mailand und London mit leichter zeitlicher Verzögerung auch von Gretchen Müller und Hans Mustermann beim Tanz in den Mai in Hintertupfingen getragen werden konnte. Die Waren zeichneten sich durch einen günstigen Preis, Alltagstauglichkeit und den Hauch eines kosmopolitischen Flairs aus.

Bereits zehn Jahre vor dem Erscheinen des letzten Otto-Kataloges im Spätsommer 2018 spielte Otto in seinem Video »Warum Frauen Kataloge brauchen« humoristisch auf den Transfer analoger Werbekataloge an, die nun auch zweckentfremdet zum Einsatz gebracht werden konnten. Zu sehen war eine vom Ehemann bei der Kleideranprobe genervte Frau, die als schlagkräftige Waffe mit dem dicken Katalog für Ruhe sorgt, indem sie ihn damit in einem handgreiflichen Diskurs niederschlägt. Im Spätherbst 2018 erschien dann tatsächlich der allerletzte Otto-Katalog mit 656 Seiten, der vor allem die immer älter und kleiner werdende und langsam auszusterben drohende Hardcore-Fangemeinde versorgte, die sich dem digitalen Wandel nicht unterwerfen wollte. Auf dem Cover des Kataloges war passenderweise ein Smartphone abgebildet, auf dessen Display das retuschierte verführerische Gesicht einer Instagram-tauglichen jungen Frau zu sehen war. Darunter der Spruch »*Ich bin dann mal App!*«.

Einige dieser original eingeschweißten Exemplare werden aktuell für bis zu 28 Euro auf Ebay feilgeboten. Der Katalog aus alten Zeiten stellt für einige Menschen wohl noch eine Art sentimentales Bindeglied zur guten alten Zeit dar, in der der Geruch von an den Fingern haftender Druckerschwärze fest zum Sonntagnachmittag gehörte. Zeiten, die vorbei sind und uns zu verstehen geben, dass nichts ewig hält. »*Unsere Kunden haben den Katalog sukzessive selbst abgeschafft*«, war das finale Statement von Marc Opelt, Vorsitzender des Bereichsvorstandes von Otto. Bekanntlich geht, wenn sich die eine Schublade schließt, eine neue Schublade auf. Die Otto-Group hat ihre 68 Jahre währende analoge Erfolgsgeschichte erfolgreich ins Onlinegeschäft übertragen. Im Jahr 2023 stand Otto auf Platz 3 der beliebtesten deutschen Online-Shops. Wie nicht anders zu erwarten lag Amazon auf Platz 1, Ebay auf Platz 2 und Zalando auf Platz 4 (Statista, 2023).

Analoges Einkaufen

Einkaufen war im letzten Jahrhundert, neben dem Bestellen aus Katalogen, auf rein analoge Erlebnisse begrenzt: dem Schlendern durch Geschäfte in mehr oder weniger umfangreichen Einkaufsgegenden. In unserem Dorf gab es keine Kleidergeschäfte. Die nächste Stadt verfügte gerade mal über zwei Kleiderläden und zwei Schuhgeschäfte, die wirklich nicht viel Auswahl ließen. Ein- bis zweimal im Jahr schaffte es auch meine Familie, in die nahe gelegene Großstadt Hannover zum Shopping mit uns Kindern zu fahren. Dieses Erlebnis war durch meinen Vater, der schlecht gelaunt und genervt vor den Ankleiden saß, zeitlich stark limitiert. Kaum waren wir in einem Kaufhaus eingetroffen, wurde von ihm der Zeitpunkt der Rückfahrt schon exakt festgelegt, sodass ich mich in Powershopping und Schnellentscheidung üben musste, um am Ende nicht mit völlig leeren Händen nach Hause zu fahren. Zur Auswahl standen aber sowieso nur ein bis zwei Läden, in denen wir uns umschauten. Wer sich nicht schnell entschied, durfte die Saison mit den abgelegten Kleidern von Geschwistern und Verwandten herumlaufen.

Auf Klassenfahrten und zu Beginn des Studiums sah ich erstmalig Kaufhäuser völlig neuer Dimensionen: das KaDeWe in Berlin, Harrods in London und große Shoppingmalls und -outlets in den USA. Fast wie in Trance schritt ich durch die riesigen Abteilungen, die meine bisherigen Vorstellungen von Shopping völlig in den Schatten stellten. Das Anprobieren ausgefallener Kleidungsstücke von bekannten Designern und Marken glich jedoch nicht selten einem Spießrutenlauf, vorbei an mich arrogant musternden Verkäuferinnen. Als damals zahlungsschwache, aber hübsche Studentin in nicht würdiger Kleidung kam ich mir zeitweise vor wie Julia Roberts bei ihrem Einkaufserlebnis in *Pretty Woman*. Die Verkäuferinnen ließen einen schnell spüren, ob man erwünscht war oder nicht.

Zudem gab es in der damaligen Zeit keine transparenten Preisvergleiche. Was es jedoch gab, waren Saisonverkäufe für Schnäppchenjäger wie mich. Sie beschränkten sich im Winterschlussverkauf auf die letzte Januar- und erste Februarwoche und im Sommerschlussverkauf auf die letzte Juli- und erste Augustwoche sowie auf genau definierte saisonale Waregruppen, die preislich reduziert werden durften. Als Fahrschülerin langjährig durch den Kampf um den besten Sitzplatz im Bus gestählt, brachte ich mich am ersten Tag des Schlussverkaufes schon deutlich vor der offiziellen Ladenöffnungszeit in die Poleposition der Einkaufswütigen, um gleich beim Öffnen der Türen eines der angekündigten begrenzten Superschnäppchen zu erwischen. Auf Wühltischen zogen sich rangelnd die Käufer gegenseitig die Objekte der Begierde aus der Hand. Schnelligkeit, Geschicklichkeit und Kampfgeist zahlten sich am Ende aus. Die üblichen Regeln eines respektvollen Umgangs wichen im Schlussverkauf einer manchmal tatsächlich handgreiflichen Schlacht. Mit vollen Taschen ging ich danach in der Regel hochzufrieden und beflügelt nach Hause. Dabei hatte ich zwar meine Ersparnisse aufgebraucht, wichtiger war mir aber der Blick auf die Einsparungen der neu gekauften Errungenschaften, der mich zufrieden und milde auf die gemachten Ausgaben schauen ließ. Die nächste Schnäppchenjagd fand ja auch erst wieder in einem halben Jahr statt, es blieb also ausreichend Zeit, den Geldbeutel wieder zu füllen.

Kaufhäuser versuchten bereits damals mit allen Mitteln, ihre Kunden so lange wie möglich in ihren heiligen Hallen zu halten. Schließlich erhöht ein Kunde mit langen Expositionszeiten die Wahrscheinlichkeit von Spontan- und unüberlegten Lustkäufen. Dazu sind den Unternehmern von Ladengeschäften bis heute viele Mittel recht, wie zum Beispiel:

- attraktive Schaufester mit Sale-Ankündigungen, die als Lockmittel dienen
- verkaufsstimulierende Beduftung, die unterschwellig nicht nur beim Bäcker, sondern auch in Warenhäusern funktioniert
- musikalische Berieselung, um auf die Emotionen der Käufer Einfluss zu nehmen
- Verkaufsdurchsagen von Kaufempfehlungen und aktuellen Sale-Artikeln bis hin zu Rezeptideen
- fensterlose Räume, die den Konsumenten die Zeit vergessen lassen
- raffinierte Innenarchitektur, Lichtgestaltung und saisonale Dekoration, um die Zielgruppen in einem Wohlfühlambiente anzusprechen
- temporeduzierende Eingangstüren, um schnellfüßige Kunden in ihrer Geschwindigkeit zu bremsen
- labyrinthartiger Aufbau der Räumlichkeiten, der den Kunden auf der Suche nach dem Ausgang von einem Verkaufsköder zum nächsten umherirren lässt
- Rolltreppen, die kurze Wege ins Kaufhaus rein und lange aus dem Kaufhaus raus verursachen
- grelle Produktplatzierung von Rabattaktionen, welche die Aufmerksamkeit von einem zum nächsten Stand in Richtung hinein ins Kaufhaus stimulieren
- komplexe Verkaufsaktionen, wie »Nimm 3, zahl 2!«, durch die Kunden lange auf der Suche nach einem weiteren Einkaufsgegenstand im Geschäft gehalten werden
- Wühltische für Schnäppchenliebhaber, die sich hier ähnlich aufgeregt wie Kinder im Bällebad verhalten
- Sonderaktionen mit Musik, Produktvorführungen, Lesungen, Kinderschminken, Fotoaktionen usw., um Einkaufen zu einem Lifestyle-Event upzugraden
- Platzierung von freundlichen und attraktiven Verkäu-

fern im Eingangsbereich, die auf Kunden anziehend wirken
- bequeme Sitzgelegenheiten für begleitende und weniger motivierte Bezugspersonen, teilweise mit Getränke- und Snack-Angeboten
- die Integration von Coffeeshops und Restaurants mit günstigen Speisen und Getränken, die den ein oder anderen allein wegen des Essens anlocken (Beispiel IKEA)
- Toiletten, die in der hintersten Ecke oder im am weitesten entfernten Stockwerk platziert werden, um lange Kaufkontaktzeiten zu gewährleisten

Einkaufen online

Meine erste Online-Shopping-Erfahrung machte ich Ende der 90er-Jahre auf der CeBIT-Messe in Hannover. Hier war ich Probandin eines Modells für eine Online-Plattform. Meine Aufgabe bestand darin, einen Online-Einkauf erfolgreich zum Abschluss zu bringen. Völlig unerfahren benötigte ich mehrere Durchläufe und Erläuterungen, um die Waren korrekt auszuwählen, danach in einem für heutige Verhältnisse überdimensional großen digitalen Warenkorb abzulegen, meine Kundendaten einzugeben, zu bezahlen und am Ende den Verkaufsprozess erfolgreich zu beenden. Zu der Zeit steckten Online-Einkäufe, sichere Online-Bezahlung und schnelles Internet noch in den Kinderschuhen. Doch schon wenig später sorgten die Innovationen für die Neusortierung eines sich globalisierenden und völlig verändernden Konsummarktes. Nicht nur kleine Läden wurden dadurch zur Geschäftsaufgabe gezwungen, auch große Kaufhausketten wie Hertie, Karstadt und Kaufhof destabilisierte die Digitalisierung, sodass sie als Folge davon Insolvenz anmelden oder miteinander fusionieren mussten.

Wenn ich als berufstätige Person in Vollzeitbeschäftigung heute an »Shoppen« denke, dann sehe ich mich abends am Laptop sitzend oder mit dem Smartphone in der Hand auf dem Sofa liegend und nach belohnenden Angeboten Ausschau haltend. Es gibt keine lästigen Ladenschlusszeiten mehr, an die ich gebunden wäre, und der Einkaufsvorgang hat sich zudem sehr vereinfacht. Das Warenportfolio kennt keine Ländergrenzen mehr. Produktvergleiche über Preis, Qualität, Verfügbarkeit und Kundenbewertungen lassen sich in Echtzeit abrufen. Die Waren kommen oftmals kostenfrei oder günstig und vor allen Dingen extrem schnell, manchmal sogar am selben Tag, nach Hause, oder sie können alternativ am nahe gelegenen Amazon-Hub, einer DHL-Packstation oder einem Hermes-Shop nach individuellen zeitlichen Vorlieben abgeholt werden. Bei Nichtgefallen wandert die Ware genauso schnell und im Idealfall kostenlos als Retoure an den Verkäufer zurück. Eine digitale Präsenz und digital interagierende Vertriebskanäle sind heute ein »Must-have« für erfolgreiche Unternehmen und Dienstleister. Digitale Vertriebswege räumen dem Käufer heute jegliche Hürden für einen schnellen und zeitnahen Kauf aus dem Weg.

Während viele Verkäufer mit dem ungebremsten Kaufverhalten der Konsumenten mittlerweile Umsätze in unvorstellbarer Höhe generieren, versuchen die Käufer über den Online-Konsum von Waren Zeit und Geld zu sparen. Dabei blickt der Konsument auf die potenziellen Einsparungen von Zeit durch wegfallende Anfahrtswege und die Einsparung von Geld durch Preisvergleiche und attraktive Schnäppchen im Sale. So betrachtet eine Win-win-Situation.

Während es bei echten Fischern und echten Jägern Schonzeiten gibt, um die Artbestände der Tierwelt nicht zu gefährden, kann ein Online-Schnäppchenjäger an 365 Tagen im Jahr und 24 Stunden pro Tag ruhe- und rastlos auf der Pirsch sein. Die Lager der Online-Verkäufer füllen sich immer wieder aufs Neue.

Aber nicht allein der Kauf eines Produktes, sondern schon die suchende »Hin-zu-Bewegung« zu einem möglichen attraktiven Konsumprodukt aktiviert den angenehmen phasischen Dopaminfluss im Gehirn. Kaufen kann so schnell als allseits verfügbarer Dopamin-Stimulator zu einer Art Allzweckwaffe in der Herstellung guter Gefühle werden. Langeweile: Shopping, Ärger mit dem Partner: Shopping, Probleme auf der Arbeit: Shopping, Freude über den anstehenden Urlaub: Shopping. Besteht bei dem Konsum von Pornografie eine gewisse Prädisposition im männlichen Geschlecht, so hat Shopping eine eindeutig größere Fangemeinde auf der weiblichen Seite.

Shopping und Glück

Die Verquickung von Belohnung und Glück beim Glücksspiel (Gambling) kennen wir bereits. Auch Schnäppcheneinkäufe, bei denen Glück eine Rolle spielt, können eine sogartige Wirkung auf Konsumenten ausüben. Wenn ich an Einkaufsglück denke, dann kommen mir Auktionen und Flash-Sales in den Sinn, bei denen Glück und Shoppingvergnügen miteinander konsumfördernd verquickt sind.

Flash-Sales sind zeitlich begrenzte Blitzangebote, die Produkte zu erheblich niedrigeren Preisen anbieten, zeitweise sogar unter dem Herstellungspreis. Damit ködern sie Menschen auf der Jagd nach einem Super-Sale-Schmankerl. Für den glücklichen Konsumenten, der zum Zuge kommt, fühlt sich die Einsparung wie ein Hauptgewinn an. Zeitlich limitierte und in begrenzter Stückzahl erhältliche Angebote im Flash-Sale bauen einen verführerischen Druck bei potenziellen Käufern auf, der nach Ausgleich verlangt. Man muss sich schnell entscheiden, noch bevor ein anderer Käufer einem die limitierten Produkte im Flash-Sale vor der Nase wegschnappt. Zur mentalen Einstimmung bewerben große Online-Plattformen ihre Flash-Sales schon Wochen vor der eigentlichen Aktion intensiv, um die Aufmerksamkeit ihrer Kunden zu erlangen und sie in eine Kaufbereitschaft der Vorfreude zu versetzen. Begrenzt sich die Teilnehmerzahl dabei auf einen selektiven Kundenkreis von Premium-Mitgliedern, verstärkt sich dadurch ganz beiläufig auch die Bindung an die entsprechende Verkaufsplattform. Einmal einen Flash-Sale-»Hauptgewinn« abgeräumt, brennt sich das gute Gefühl in die Erinnerung ein (Stichwort Belohnungsvoraussagefehler). Die großen und erfolgreichen Online-Plattformen haben Flash-Sales mittlerweile alle in ihr Programm eingebaut. Auf der Suche nach dem Big Deal werden Kunden so immer wieder auf die Verkaufsplattform gezogen.

Auktionen für jedermann auf Portalen wie Ebay spielen ebenfalls mit dem Glück als essenzielle Erfolgskomponente, die den Käufer immer wieder auf die Webseite zurückkehren lässt. Die angebotenen Waren starten verhältnismäßig kostengünstig zu kleinen Preisen. Erst in der letzten Minute oder Sekunde überbieten sich die anwesenden Käufer. Ab und an ist aber auch kein potenzieller Käufer mit von der Partie, wenn es dann heißt: »3 … 2 … 1 … meins!« Oftmals schauen Markenliebhaber tagtäglich die Auktionsplattformen durch, immer auf der Suche nach einem tollen Deal der bekannten Stofftiermarke mit dem Knopf im Ohr, dem prestigesteigernden Designer-Handtaschen-Label oder den High Heels mit der dem Kennerblick vertrauten roten Sohle.

Schon allein das Surfen auf den Plattformen befriedigt in gewisser Form den Jagdinstinkt, da es einen beruhigenden und zugleich belohnungsstimulierenden Effekt auf die Psyche des Konsumenten ausübt, ähnlich wie beim Abschießen von Blasen im »Bubble-Shooter«. Das Surfen durch potenzielle Kaufoptionen, unter dem Deckmantel des Sparens, kann Dopamin im Belohnungssystem zum Fließen bringen. Wenn man dann in letzter

Sekunde noch den Zuschlag erhält, addiert sich der Effekt von Dopamin noch mit dem Thrill von Adrenalin. Die immer zahlreicher werdenden Einkäufe füllen mit der Zeit die heimischen Stauräume, über die man kaum noch den Überblick behält. Mit der Zeit können sich Doppel-, Impuls- oder Fehlkäufe häufen, die dann über Verkaufsprozesse ebenfalls bei Ebay wieder einer breiten Käuferschaft zugeführt werden können. Auch beim Verkaufen können Glücksgefühle der Belohnung mit am Start sein: Werden sich die Bieter in letzter Sekunde vielleicht zu hohen Angeboten hinreißen lassen und versuchen, sich zu überbieten?

Das Einstellen, Verkaufen, Versenden und Bewerten kosten dabei erstaunlich viel Lebenszeit, die an anderen Stellen fehlt. Nach Stunden auf dem Auktionsportal bleibt der Blick oft an einem neuen Konsum-Schmankerl hängen, das den Kaufimpuls erneut auslöst. Das Ego des Konsumenten koppelt sich hierbei schnell an die Anzahl der Bewertungen von Mitstreitern im ewigen Prozess des Kaufens und Verkaufens. Ebay wird zum Ort guter Gefühle, der in einer Art Übersprungshandlung perfekt von Problemen in der Partnerschaft, mit den Kindern, den Eltern oder im Job ablenken kann. Shopping ist die Allzweckwaffe, die negative Gefühle wenigstens eine Zeit lang in Vergessenheit geraten lässt. Kaufen und Verkaufen beinhalten ein wohltuendes Heilsversprechen: Nur noch ein Paar der perfekten Designer-Schuhe, und ich fühle mich besser. Schön wäre es! Leider lässt der Zauber schon beim Anprobieren der Schuhe nach.

Eine meiner kauffreudigen Patientinnen sagte mir: »Mein Kleiderschrank gibt mir Ordnung und Ruhe, die ich in meinem Leben schwerlich finde. Ist mein Kleiderschrank perfekt, dann ist auch mein Leben aufgeräumt.« Laut Ehemann stapeln sich täglich neue Pakete vor der Haustür, sodass Postboten und Nachbarn schon irritiert reagieren. Die Patientin überdeckt dabei mit Belohnungs-Shopping die eigentlichen Ursachen ihrer Probleme, die bei ihr in familiär ungeklärten Verletzungen liegen und die wir aktuell therapeutisch bearbeiten. So wie meiner Patienten geht es vielen Menschen, die denken, über die Qualität und Quantität ihrer Kleider und Schuhe die vulnerablen Stellen ihres Inneren überdecken zu können. Paul Watzlawick beschreibt diesen Vorgang in seinem Buch *Anleitung zum Unglücklichsein* anhand eines Mannes, der unter einer Laterne stehend versucht, seinen Schlüssel zu finden. Von einem Polizisten drauf angesprochen, was er denn da unter der Laterne mache und wo er denn seinen Schlüssel verloren habe, erwidert dieser: »Im Gebüsch, aber da ist es so dunkel, deshalb suche ich lieber hier.« Auch beim Shopping ist es die Suche am falschen Ort, welche die Auseinandersetzung mit den eigentlichen Ursachen aufschiebt oder sogar verhindert.

Kundenbindung: Lernen durch Belohnung

Auch früher schon gab es einfache Kundenbindungsprogramme. Ich erinnere mich an die Treuepunkte der Drogeriekette »Ihr Platz«, wo Kunden an der Kasse nach jedem Einkauf Marken bekamen, die man in ein Heft kleben konnte. Oder die Stempel der Eisdiele auf einem Bogen, für die man nach einer gewissen Anzahl an Käufen eine Kugel Eis gratis einlösen konnte. Diese simplen Programme waren noch recht einfach zu durchschauen.

Die heutigen Kundenbindungsprogramme wirken wesentlich komplexer auf das Konsumverhalten ihrer Teilnehmer ein und sind deshalb auch schwerer zu durchschauen. Angelockt über Belohnung ohne Reue (Köder), checken die Konsumenten in ein für sie scheinbar nur mit Vorteilen behaftetes Programm ein und unterziehen sich dabei oftmals einer unheilvollen Gehirnwäsche, die sie zu Dauerkonsumenten erziehen will. Shopping an sich ist eine an Notwendigkeit gebundene Belohnung. Kommt dazu noch eine Belohnung »on top« in Form von Token des Kundenbindungsprogrammes hinzu, dann ist das wie Kuchen essen mit einer extra großen Portion frisch geschlagener süßer Sahne. Die wahre Intention (Haken) der Anbieter komplexer Kundenbindungsprogramme und der dahintersteckenden Unternehmen zielt dabei auf die Beeinflussung des Konsumverhaltes ihrer Kundschaft ab, indem sie ihr individuelle Konsumdaten zum Spottpreis aus der Tasche zieht, um später darüber manipulativ Einfluss auf das weitere Kaufverhalten zu nehmen. Mir sagte mal ein Kollege über diese Praktiken: »*Zuerst nehmen sie den Kunden die Uhr ab, und dann sagen sie ihnen, wie spät es ist.*«

Das Ziel der Verkäufer ist es, ein für sie vorhersagbares, steuerbares und möglichst enthemmtes Konsumverhalten der Teilnehmer auszulösen. Der Blick des Konsumenten wird weg von der Beeinflussung hin zu der Belohnung in Form von Token gelenkt. Außerdem kommen altbekannte Methoden aus der verhaltensbiologischen Trickkiste zur Anwendung:

Erinnern Sie sich noch an die klassische Konditionierung des Pawlowschen Hundes, dessen Speichel beim Ertönen der Klingel fließt, weit bevor ihm das Essen serviert wird? Bei dieser Form der Konditionierung wird ein neutraler Reiz (Klingel) zeitgleich mit einem biologisch bedeutenden Reiz (Futter) repetitiv verknüpft, sodass die Reaktion des Hundes (Speichelfluss) am Ende allein durch das Ertönen des Klingeltons ausgelöst wird.

In komplexen Kundenbindungsprogrammen kommt ebenfalls Konditionierung zum Einsatz. Sie koppelt ein bestimmtes Verhalten (Operation = Handlung) an einen zeitlich folgenden Reiz, der Belohnung oder Bestrafung beinhalten kann und im Gehirn eine »Wenn, dann«-Kausalität herstellt. Die Wahrscheinlichkeit eines gewünschten Verhaltens kann durch das Hinzufügen eines positiven Stimulus (positive Verstärkung) oder die

Entfernung eines negativen Stimulus (negative Verstärkung) erhöht werden. Die Wahrscheinlichkeit eines unerwünschten Verhaltens kann durch das Hinzufügen eines negativen Stimulus (positive Bestrafung) oder durch die Wegnahme eines positiven Stimulus (negative Bestrafung) verringert werden. Bestrafung und negative Verstärkung eignen sich nicht zur Kundenbindung. Zum Einsatz kommt hier die positive Verstärkung durch das Hinzufügen von Belohnungsreizen. Dieses Prinzip kennen Hundebesitzer und Eltern bei dem Versuch der Erziehung ihrer Haustiere und Kinder zur Genüge. Wenn der Hund bei »Bleib« still verharrt, auch wenn ein Reh direkt vor seiner Nase über die Wiese rennt, bekommt er zur positiven Verstärkung seines erwünschten Verhaltens ein verbales Lob, eine körperliche Zuwendung und ein Belohnungsleckerli. Wenn das Kleinkind erfolgreich auf das Töpfchen geht, anstatt in die Windel zu machen, bekommt es ein anerkennendes Lob der Eltern und einen funkelnden Leuchtstern über das Bett zur Verfestigung des gewünschten Verhaltens. Wenn ein Teilnehmer bei Weight Watchers drei Kilogramm abgenommen hat, erhält er ein Sternabzeichen für den Gewichtsverlust und anerkennenden Beifall der anderen Teilnehmer bei der Erfolgsverkündung durch den Trainer.

In der Kundenbindung greifen ähnliche Mechanismen. Hier wird ein extern vorgegebenes und damit vonseiten des Kundenbindungsprogrammes gewünschtes hohes und gezieltes Konsumverhalten belohnt und damit befeuert. Hierfür stehen Token (z. B. Punkte, Meilen, Treuekarten, Gutscheine) zur Verfügung, die auf ein Kundenkonto gutgeschrieben und später nach individuellen Vorlieben in Belohnung transferiert werden können (z. B. Statusvorteile, Upgrades, kostenfreie Flüge, Prämien, Rabatte, Geldauszahlungen, exklusive Informationen). Der Konsument hat so das Gefühl einer hohen Selbstwirksamkeit, wenn er stolz auf die wachsende Zahl der Token auf dem Kundenkonto schaut und später die Qual der Wahl hat, unter vielen Belohnungsreizen den für ihn passenden auszusuchen. Viele der Prämien haben zudem noch einen Punkterabatt, sodass das Gefühl von Belohnung noch kräftiger ausfällt als ohnehin schon vorgestellt.

Bei der positiven Verstärkung durch Belohnung unterscheidet man den Einsatz von kontinuierlicher und intermittierender Verstärkung. Beide kommen in Kundenbindungsprogrammen auf unterschiedlicher Art und Weise zum Einsatz. Bei einer kontinuierlichen Verstärkung wird ein Verhalten jedes Mal zuverlässig mit einer Belohnung gekoppelt. Dadurch kann neues Verhalten schnell erlernt werden. Endet die Belohnung, verlernt man das Verhalten schnell wieder. Eine intermittierende Verstärkung hingegen belohnt ein Verhalten nur hin und wieder und dazu mit variablen Belohnungsreizen. Dadurch aktiviert sie im Gehirn stärkere Verankerungsprozesse. Durch den Kick einer überaus hohen und dazu auch noch unerwarteten Überraschung (Belohnungsvoraussagefehler) verankert sich die Verstärkung wesentlich länger in der Erinnerung als bei einer vorhersehbaren Belohnung. Bei Kundenbindungssystemen kommen sowohl kontinuierliche Verstärker zum Einsatz, um neue Bindungen einzuüben, als auch intermittierende Verstärker zur Etablierung des Verhaltens und Abspeicherung im Langzeitgedächtnis.

Im Hintergrund und für den Konsumenten nicht offensichtlich nimmt die Kundenbindung über die Zeit hinweg Einfluss auf dessen freie Entscheidungsfähigkeit. Logischerweise wollen Unternehmen ihre Umsätze und Gewinne maximieren. Dies erreichen sie über einen ungebremsten Konsum. Über die Daten des Konsumverhaltens, welche die Kundenbindungsprogramme den teilnehmenden Unternehmen zur Verfügung stellen, lassen sich individuelle Köder kreieren, die den Kunden maßgeschneidert immer wieder in neuem Gewand vor die Nase gesetzt werden. Diese sind mit dem Sichten der ständig wechselnden Token so beschäftigt, dass sie kaum mehr Zeit haben, sich Gedanken über die Sinnhaftigkeit des Programmes zu machen, und auch überhaupt nicht bemerken, was eigentlich wirklich mit ihrem Konsumverhalten passiert.

Eines der in Deutschland am häufigsten verwendeten und am längsten am Markt befindlichen Kundenbindungsprogramme ist Payback. Zur Jahrtausendwende gestartet, sammelten 2022 laut Unternehmen 31 Millionen Konsumenten in Deutschland Punkte über das Programm. 11 Millionen davon nutzen aktiv die Payback-App. 690 Partner beteiligen sich an dem Programm, das für die Unternehmen 38,8 Milliarden Euro anreizgesteuerten Jahresumsatz generierte. 9 von 10 Deutschen kennen Payback. 4,4 Millionen der Kunden setzen die Karte täglich ein, und alle 7 Sekunden werden Punkte-Coupons beim Bezahlvorgang verwendet (Payback, 2022). Der Umsatz des Unternehmens Payback ist seit Beginn kontinuierlich gewachsen und lag allein im Jahr 2021 bei 364,58 Millionen Euro, eine Zahl, die sich sehen lassen kann (Statista, 2021).

Diejenigen, die noch nicht im Programm sind, werden von den Kassierern der beteiligten Unternehmen bei jedem Einkauf durch die penetrante Frage »Haben Sie eine Payback-Karte?«, auf die ihnen entgangenen Einkaufsvorteile hingewiesen. Die Frage stellen die Kassierer nicht freiwillig, sondern weil sie von ihren Unternehmen dazu verpflichtet werden. So weiß auch jeder Nicht-Payback-Kunde schnell, welche Unternehmen in dem entsprechenden Programm eingebunden sind und welche nicht. Und diejenigen, die eine Karte haben, sammeln bei jedem Einkauf Punkte, mal mehr und mal weniger, je nachdem, wie intensiv sie sich mit den aktuellen Punkten und deren Boostern durch App und Coupons beschäftigt haben.

Wie wir wissen, entsteht Bindung über repetitives Verhalten, das im Falle der auf Kundenbindung ausgerichteten Programme das Verhalten des Konsumenten an das Unternehmen oder eine bestimmte Marke zu koppeln versucht (Hebbsche Regel). So lässt der klassische Payback-Kunde mit der Zeit die in der Nähe befindliche, aber nicht an dem Punktesystem teilnehmende Shell-Tankstelle links liegen, um zur weiter entfernten Aral-Tankstelle zu fahren, damit er sich dort mit der Tankfüllung einen Punkte-Boost in x-facher Höhe sichern kann. Tanken wird für den Konsumenten über viele Lernschleifen der Belohnung unbewusst mit dem blauen Aral-Logo verknüpft. Das dabei entstehende Gefühl gleicht einem Zwang, den Punktebonus mitnehmen zu müssen. Da sich die Punkte-Belohnungen ständig ändern, bedarf es des fortwährenden Studiums der aktuellen Punkte-Angebote. Dabei wirken sich die im Punktesortiment besonders lohnenden Produkte auf das zukünftige Einkaufsverhalten des Konsumenten aus. Wenn das Shampoo der Marke X in der teilnehmenden Drogerie aktuell mit zehnfachem Punktegewinn an der Kasse belohnt wird, kommt der Konsument ins Nachdenken, ob er nun die bekannte Marke Y ohne Belohnungspunkte kaufen soll oder ob er dem Shampoo der Marke X den Vorzug gibt oder sich einen Punkte-Super-Booster spendiert, indem er das Shampoo X gleich mehrmals kauft. Durch die ständige Präsenz des anwachsenden Punktekontos über die Einsichtnahme via App oder über nach Einkäufen zugesendete E-Mails wird Payback ein Teil des alltäglichen Lebens.

Teilnehmende Geschäfte bei Payback zahlen Geld, um an Informationen wie Kundendaten, Nutzerprofil und Kaufgewohnheiten zu kommen. Über die Daten der Kunden können passgenaue Punkte-Belohnungs-Köder auf die Konsumenten ausgerichtet werden, die deren Kaufverhalten systematisch beeinflussen. Wechselt ein langjähriger Kunde seine Müsli-Marke, so können ihn spezielle Coupons und Punkte-Lockangebote dazu verführen, wieder auf das ursprüngliche Produkt zurückzugehen. Im Idealfall werden die von Payback angefütterten Punktejäger mit der Zeit immer gieriger nach Punkten (Desensibilisierung). Sie verleiten zu einem unreflektierten Konsumverhalten, das stark beeinflusst und unter dem Deckmantel von Einsparungen und Belohnungen den Konsumenten in seiner Entscheidungshoheit einschränkt.

Ein ebenfalls sehr prominentes Kundenbindungsprogramm ist das von »Miles & More«, in dem sich verschiedene Fluggesellschaften zusammengetan haben, um das Flugverhalten ihrer Kunden zu belohnen. Mit jedem Flug sammeln die Kunden Meilen, die dann für Waren oder Dienstleistungen eingelöst werden können. Zudem gibt es einen Statuslevel, der wiederum an Vorteile gekoppelt ist. Weitere Kooperationspartner wie Kreditkarten verwandeln Umsatzdaten in Meilen. Wie auch bei Payback ist es das Ziel, Kunden über Belohnungsreize zu binden. Das Wort »binden« hört sich in dem Kontext sehr freundlich und wohlwollend an, überspitzt könnte man auch sagen, dass man über repetitive Reiz-Reaktions-Muster subtil Abhängigkeiten schafft, die schwer zu überwinden sind, da sie oftmals niederschwellig und unbewusst ablaufen, Stichwort Trojanisches Pferd. Viele Geschäftskunden nutzen das Vielfliegerprogramm. Wunderbarerweise sind oftmals diejenigen, die bezahlen (Arbeitgeber), und diejenigen, die fliegen und Punkte sammeln (Arbeitnehmer), voneinander entkoppelt. So richtet sich die Wahl des Fliegers letztlich nach dem Aufbau eines Meilenkontos unabhängig vom Preis. Im Idealfall erhält der Arbeitnehmer irgendwann den »Hon-Status« des nur noch um die Welt fliegenden Frequent Flyers, der schon gar keine Hotels mehr braucht, da er es gewohnt ist, fürstlich gebettet in hoher Luft zu nächtigen.

»Schrei vor Glück! Oder schick's zurück«

Werfen wir einen Blick auf einen anderen Online-Kandidaten: Zalando. Ausgangspunkt der Unternehmensgeschichte war ein 2008 eröffneter Online-Schuhshop, der eine steile Karriere zu einem seit 2014 börsennotierten Handelskonzern hinlegte und selbst Giganten wie Otto nervös werden lässt. Die dahintersteckenden drei Samwer-Brüder hatten ein gutes Gespür für das Hochskalieren von Online-Geschäftsmodellen und setzten auf provokative zeitgemäße Werbung. Der Erfolg der Zalando-Aktie erreichte einen steilen Höhenflug, als zu Zeiten der Pandemie fehlende analoge Belohnungsreize durch digitale Shoppingreize ersetzt wurden, die virenfrei per Paket zugestellt zu Glücksgefühlen an der Haustür führten, wenn man der Zalando-Werbung trauen darf. Nicht nur der Besitz der gekauften Waren, sondern bereits deren genüssliche Auswahl und die Vorstellung der Waren, die Attraktivität, Schönheit und den Status des Käufers zu erhöhen versprechen, lassen Dopamin kräftig fließen.

Das Eintreffen des Pakets fühlt sich dann wie ein echtes Geschenk an, eine Belohnung, die auch noch vom Postboten direkt bis an die Tür gebracht wird. Nun erfolgt das Auspacken, wie man früher sagte, oder modern ausgedrückt das »Unboxing« der Artikel. Ein Erlebnis, das gerne per Video in den sozialen Medien geteilt wird. Dabei versuchen die Bereitsteller von Unboxing-Videos bei ihrem Live-Publikum oder ihren Followern einen lang anhaltenden Spannungsbogen aufzubauen. Ähnlich einem die Fantasie einheizenden Stripteasetänzer, der lasziv ein Kleidungsstück nach dem anderen fallen lässt, werden die einzelnen Verpackungsschichten tranchiert, um dann alle Details des Produktes eingehend zu betrachten, zu berühren, daran zu riechen, sie am Körper zu präsentieren und das damit einhergehende Gefühl zu beschreiben. Als essenzielle Zutat dürfen Emotionen und Reaktionen wie Aufregung, Freude, Schreien, tiefes Atmen, das Rascheln der Verpackung und bühnenreifes Erstaunen nicht fehlen. Die Freude beim Auspacken wird zu einem überwältigenden Schaulaufen. Die steigende Zahl an Followern und deren Reaktionen wirken, als würde die Wertigkeit des gekauften Gegenstands auf den Interims-Besitzer abstrahlen. Interim deshalb, da nach dem Unboxing die Artikel oftmals in einem aus allen Nähten platzenden Stauraum landen oder nach ein paar Stunden des Genusses wieder eingepackt und kostenfrei an Zalando zurückgesendet werden.

Nach der Corona-Pandemie erlebte Zalando eine Flaute, und momentan dümpelt die Aktie auf einem Vor-Corona-Niveau herum. Die Profitabilität des Unternehmens ist durch zu viele kostenlose Retouren gesunken, zudem dämpfen Inflation und steigende Zinsen die Kauffreude. Mittlerweile hat das Unternehmen als Reaktion darauf seinen Glücksschrei-Slogan in ein »*Free to be*« umgestaltet. Der Slogan zielt auf die Freiheit der Kunden ab, bei der Produktentscheidung sich selbst treu zu bleiben. Aber gerade wenn Verkaufsportale über die schon bekannten Mechanismen des Trojanischen Pferdes Menschen zu zwanghaften und abhängig machenden Shoppingerlebnissen verführen, die Misserfolge im defizitären analogen Leben wettmachen sollen, muss man an der Freiheit der Entscheidung zweifeln.

Wohin ein entkoppelter und sinnbefreiter Kaufreflex führen kann, darüber berichten Klienten, die unter ihren zwanghaften oder gar süchtigen Shoppingexzessen leiden. Die ersten Patienten, die in der Fastenzeit vom sogenannten »Amazon-Fasten« sprachen, versetzten mich vor über zehn Jahren noch in Erstaunen. Sechs Wochen keine Bestellung auf Amazon, das müsste doch eine Kleinigkeit sein, so dachte ich mir damals noch. Heute weiß ich, es ist für viele Menschen eine echte und kaum zu bewältigende Herausforderung.

Ein Schuhschrank, der mehr als 100 Paar Schuhe beinhaltet,

sollte die Besitzer zum Nachdenken veranlassen. Auch Wochen, in denen die meisten Tage mit dem stundenlangen Scrollen auf Ebay-Kleinanzeigen enden, wären es wert, die eigenen Verhaltensmuster zu überdenken. Ebenso sollte man sich fragen, ob die über Kundenbindungsprogramme eingefahrenen Einsparungen angesichts der enormen Konsumkosten, des Mehraufwands und der Bindung an bestimmte Anbieter wirklich nützlich sind.

Wenn den immer unmündiger werdenden Konsumenten bei dem Versuch zu sparen ihre Daten aus der Tasche gezogen werden, um damit Geschäfte zu machen, im Zweifelsfall gegen die Prinzipien der Konsumenten und zur Maximierung des Gewinns, dann sortieren sich Gewinner und Verlierer in einer digitalen Shoppinggesellschaft neu. Hier scheinen sich die Kaufimpulse immer mehr reflexhaft zu verselbstständigen. Es lohnt sich herauszufinden, welche inneren und externen Trigger bei einem selbst einen Kaufimpuls auslösen. Wie wir vom Prinzip des Trojanischen Pferds bereits wissen, dient Belohnung, die scheinbar ohne Reue daherkommt, als Einstieg, bevor sich das Pferd dann wacker in das Zentrum des Belohnungssystems im Gehirn vorarbeitet. Im Vordergrund steht der in Aussicht gestellte günstige Deal. Über ein repetitives Suchverhalten, das den Konsumenten auf der fortwährenden Suche nach den Mega-Schnäppchen immer und immer wieder auf seine favorisierten Webseiten gehen lässt, wird mittels operanter Konditionierung das Verhalten verändert. Repetition webt Shopping als Belohnungsgewohnheit in den Alltag ein, so wie Zähneputzen oder Kaffeetrinken zur Morgenroutine für viele Menschen gehören. Mit der Zeit tritt eine Desensibilisierung ein, es wird also immer mehr Zeit auf Online-Plattformen verbracht, und dabei werden überproportional viele unsinnige Käufe getätigt. Am Ende stehen im Extremfall zwanghafte und abhängige Verhaltensweisen, die schwer zu stoppen sind.

Schluss – Wie Genuss in Zeiten des Überkonsums gelingen kann

Wenn die Lösung zum Teil des Problems wird

Kinder gehen mit einer beneidenswerten Leichtigkeit durchs Leben. Ins Spiel vertieft, scheinen sie im Hier und Jetzt aufzugehen, ganz ohne sorgenvolle Gedanken an gestern, heute oder morgen. Uns Erwachsenen scheint diese Fähigkeit im Laufe des Lebens irgendwann abhandengekommen zu sein. Altlasten der Vergangenheit, die herumgeschleppt werden, die Schwere, Verantwortung und Verbindlichkeit eines anspruchsvollen Alltages und Sorgen über eine ungewisse Zukunft können sich bleischwer auf das eigene Leben legen.

Einen Ausgleich dazu bietet heute scheinbar der Konsum allseits präsenter und variabler Verführungen, die uns mit Abenteuern, Vergnügen und Belohnung versorgen, wann, wo und wie oft wir sie brauchen. Diese Inseln der guten Gefühle sind wie Escape-Rooms, derzeit ein beliebtes Gruppenevent, in denen das Elend des Alltags Sendepause zu haben scheint. Fernab der täglichen Sorgen macht sich spielerische Leichtigkeit breit, als wäre sie ein anästhesierender Balsam, der die Schwere des Lebens kurzfristig betäubt. Die neuen Schuhe im Flash-Sale, die Likes der Freunde und Follower auf einen Post, der Highscore, der den Spieler mit neuen Statusattributen im Online-Spiel versorgt, der

Thrill eines bevorstehenden Gewinns beim Glücksspiel in Sportwetten, die triebhafte Spannung beim Anschauen von Pornografie, der noch passgenauere Partnervorschlag beim Scrollen auf Dating-Apps, die neue knusprige Schokolade mit zartschmelzender Mint-Creme, die probiert werden möchte. All dies sind die maßgeschneiderten Belohnungen, die jeder nach seinem Geschmack auswählen und konsumieren kann.

Manche dieser Escape-Rooms guter Gefühle dehnen sich zeitlich zu einem inoffiziellen Zweitwohnsitz aus, ohne dass es dazu einer Anmeldung im Bürgerbüro und der Erhebung von lästiger Zweitwohnsitzsteuer bedarf. Nur besteht der eigentliche Sinn eines Escape-Rooms darin, aus ihm in einer limitierten Zeitspanne herauszufinden, und nicht darin, sich in ihm dauerhaft einzurichten. Wird die Zeit überschritten und die dort zu erledigende Aufgabe nicht gelöst, so liegt die Entscheidung über den Exit nicht mehr in der Hand der Insassen, sondern in der von Menschen außerhalb des Raumes, die nun darüber bestimmen, ob und wann sich die Tür öffnen lässt. Bei verschlossener Tür verwandelt sich die Leichtigkeit der Auszeit vom Alltag schnell in schwer erträgliche Gefangenschaft. Erst jetzt wird für die Insassen deutlich, dass der Raum keine Fenster hat und sie von der Außenwelt abschneidet.

Vielleicht kennen Sie den Song »Leichtes Gepäck« der Band Silbermond, der mit den Zeilen beginnt: »*Eines Tages fällt dir auf / Dass du 99 Prozent nich' brauchst / Du nimmst all den Ballast und schmeißt ihn weg / Denn es reist sich besser mit leichtem Gepäck.*« Die Botschaft des Songs trifft den Tenor einer Zeit, in der Menschen auf der Suche nach Glück und Sinnhaftigkeit im Leben dazu verleitet werden, immer und immer wieder in ein am Ende sinnbefreites »Mehr« zu investieren, das ihr Leben nicht leichter, sondern letztlich schwerer macht.

Die Freude, sich selbst zu beschenken (Shopping), der Stolz auf bestandene Abenteuer (Gaming), die schnelle Verwöhnung über zartschmelzende Schokolade, knusprige Chips und aufwandfreies Fast Food (Essen), die orgastische Lust in kompletter Eigenregie (Pornografie, Sex-Toys, unverbindliche und käufliche Sex-Partner) oder digitale Zuwendung, Bestätigung und Ablenkung (soziale Medien) führen initial zu schneller Entlastung durch den Konsum von belohnenden Genussmitteln. Wird dieser Konsum zu einer unscharfen Allzweckwaffe, gelingt uns der Konsumstopp nur noch unzureichend, da sich bewusste Entscheidungen in unbewusstes Verlangen verwandeln können. Wenn die Nebenwirkungen nicht mehr zu leugnen sind, weil sie immer mehr Lebenszeit, Geld, Freunde und Erfolge kosten, unsere Gesundheit und Partnerschaft beeinträchtigen oder sogar Konflikte mit dem Gesetz einbringen, hängen wir an den hinter Belohnungen versteckten Haken, durch die wir nur noch begrenzt Einfluss auf die Richtung unseres eigenen Handelns, Denkens und Fühlens nehmen können. Die einstige Leichtigkeit wandelt sich zunehmend in niederdrückende und unfreiwillig erzeugte Nebenwirkungen um. Was ist da naheliegender, als mit der altbewährten Rezeptur an die Lösung der neuen Probleme zu gehen und mit noch mehr Belohnung zu kompensieren?

Aus systemisch-konstruktivistischer Sicht wäre dies eine Problemlösung erster Ordnung. Sie funktioniert nach dem Motto »Viel hilft viel«. Dabei setzt sie auf die Intensivierung altbewährter Denk- und Verhaltensmuster, um eine Lösung herbeizuführen. Denkmuster werden dabei nicht hinterfragt, denn dann würde auffallen, dass der Versuch der Problemlösung ein Teil des eigentlichen Problems wäre. In Bezug auf die mit Belohnungsreizen in Zusammenhang stehenden schlechten Gewohnheiten würde beispielsweise der Glücksspieler versuchen, durch noch mehr Spielen seine durch Spielen verursachten Verluste auszugleichen. Der Alkoholiker mit seiner vom Alkohol bedingten Leberzirrhose würde Alkohol trinken, um den durch Alkohol bedingten Verlust der Gesundheit zu ertränken und damit kurzfristig zu vergessen. Ein im Werbungsverhalten gehemmter und körperlich Unberührter würde in der Pornografie Trost suchen, die ihn scheinbar potent und kurzfristig zufrieden macht, ihn aber dadurch in seiner Sexualität isoliert hält und ihm langfristig weiter schadet. Der Übergewichtige, der sich von anderen durch seine Körperfülle ausgegrenzt fühlt, würde weiter Trost in der Tüte Chips suchen, die vor ihm liegt.

Ein in einer Problemlösung erster Ordnung verhafteter Protagonist dreht sich im Problem-Lösungs-Kreislauf immer schneller und versucht mit der altbewährten Methode des »Mehr« eine Lösung zu erzwingen, obwohl er unbewusst spürt, dass dies nicht der richtige Weg sein kann. Das »Mehr« führt, wie nicht anders zu erwarten, weiter in die Tiefe des Problems. Oftmals werden Ursache und Wirkung dabei verzerrt wahrgenommen, denn Belohnung kann aus der Sicht der am Haken hängenden Opfer nicht wirklich das Problem sein. Sie war doch so lange der Ort der guten Gefühle und der schnellen Lösungen. Für Belohnungskreisläufe ist die Lösung erster Ordnung also nicht die Lösung des Problems, sondern ein Teil des Problems, weil sie die unerwünschten Nebenwirkungen und damit verbundenen Konsequenzen sogar weiter verschlimmern kann.

Wesentlich angebrachter hingegen wäre es, in eine Problemlösung zweiter Ordnung zu investieren. Vielleicht kennen Sie das häufig in Management-Trainings angewendete Denkrätsel des »9-Punkte-Problems«? Die Aufgabe besteht darin, neun Punkte (jeweils drei Punkte in drei Reihen) durch vier Linien zu verbinden, ohne den Stift abzusetzen. Die Aufgabe ist unlösbar, wenn man in den Vorannahmen der durch die Punkte vorgegebenen räumlichen Begrenzung bleibt (Problemlösung erster Ordnung), da hierbei immer ein Punkt nicht getroffen wird. Zieht man die Linien in größeren Bahnen weit über die Punkte hinaus und verlässt deren räumliches System, können alle Punkte verbunden werden.

In Bezug auf Belohnungsüberkonsum ist der Blick aus der Metaperspektive sinnvoll. Wenn ich es gewohnt bin, Marmorkuchen zu backen, und jetzt aber auch einmal Käsekuchen ausprobieren möchte, darf ich weiterhin nicht nur Eier, Mehl, Zucker, Backpulver und Kakao einkaufen, sondern sollte beim nächsten Einkauf Quark nicht vergessen. Die Lösung des Problems liegt dabei außerhalb gewohnter Bahnen. Sie erfordern neue Denk- und Verhaltensmuster, die eintrainiert werden müssen. Die Empfehlung von Silbermond in ihrem Song »Leichtes Gepäck« lautet: sich von Ballast trennen, von abhängig machenden Belohnungen, die mit einem Versprechen auf Leichtigkeit und Freiheit im Extremfall in Druck, Schwere und Abhängigkeit enden.

Die Lösung bedarf dabei unkonventioneller Methoden, die oftmals konträr zum eigenen Gefühl und Verlangen laufen. Es ist das tägliche Brot der Verhaltenstherapeuten, Problemlösungen zweiter Ordnung, die gegen das eigene Gefühl des Patienten verlaufen, zu finden und begleitend zu initialisieren, um den Menschen zu helfen, aus dysfunktionalen Kreisläufen auszubrechen. Menschen, die unangemessen starke Angst und Panik in alltäglichen Situationen verspüren, werden konfrontativ exakt in die Angst machenden Situationen geschickt, denen sie intuitiv entfliehen wollen. Menschen mit Zwängen müssen lernen, den Druck auszuhalten, der sich aufbaut, wenn sie dem sich ausdehnenden Zwang entkommen wollen, um heilsame neue Erfahrungen zu machen. Menschen mit Abhängigkeiten (sei es von Drogen oder belohnungsassoziierten exzessiven Verhaltensweisen) müssen in die Abstinenz gehen, die im Extremfall lebenslang anhalten muss. Menschen mit Übergewicht üben sich in Diät und damit dem Verzicht. Das Ziel ist ein neues und gesünderes leichtes Körpergefühl. Der werbende Kampfspruch von Weight Watchers dazu lautet: »Nichts kann so gut schmecken, wie sich Schlanksein anfühlt!« Dies alles sind Beispiele für Problemlösungen zweiter Ordnung, die ein Umdenken erfordern, ein Heraustreten aus gewohnten Bahnen, ein Angehen gegen Gefühle, die einen auf Irrwege zu schicken vermögen. Wie kann der erste Schritt dahin gelingen?

The same procedure as every year!

Wie schwer es fällt, gewohnte Bahnen zu verlassen und Problemlösungen zweiter Ordnung anzusteuern, erleben viele Menschen alle Jahre wieder zum Ende des Jahres und mit ihren guten Vorsätzen fürs neue Jahr. Während der achtzehnminütige Kultfilm *Dinner for One* im Hintergrund der Silvestervorbereitungen läuft, landen auf dem Zettel wieder einmal die üblichen Verdächtigen: gesündere Ernährung, weniger Zeit am Smartphone vertrödeln, mehr Sport, weniger sinnlose Einkäufe, weniger Pornos, dafür mehr Zeit und Energie in Beziehung, Familie oder Hobbys investieren. Beim Blick aufs Vorjahr erscheint die eigene Selbstwirksamkeit wie ein schwacher Muskel, der den allseitigen Verlockungen nur wenig Paroli zu bieten hat. Aber die Hoffnung stirbt ja bekanntlich zuletzt. Die guten Vorsätze im Kopf, schnell noch zwei oder drei der leckeren Silvesterkrapfen verspeist, noch einmal tief ins Käsefondue gedippt und mit Sekt die letzten Zweifel weggespült: So beginnt für viele Menschen der Einstieg in das neue Jahr. Schlafmangel, Völlerei und Katerstimmung lassen den eigenen Status der Selbstwirksamkeit auf einer ganz kleinen Flamme am Neujahrsmorgen lodern. Nun ja – ein wenig feiern darf doch wohl erlaubt sein! Und so werden die Vorsätze auf den Tag danach verschoben. Ein Vorhaben, das schon zum Scheitern verurteilt ist, bevor es überhaupt richtig umgesetzt wurde. Denn um gewohnte Bahnen zu verlassen, bedarf es mehr als ein paar guter Vorsätze.

Zunächst muss man verstehen, welche Faktoren heute auf uns einwirken. Der schnelle technologische Wandel, Künstliche

Intelligenz, unendlich viele eingespeiste Inhalte und Produkte einer globalen Welt, in der analoges und digitales Leben und Erleben zu verschmelzen drohen, sind nicht wegzudiskutieren. Wir alle sind »Kinder« unserer Zeit. Diese Phänomene werden uns auch in Zukunft vor neue Herausforderungen stellen. Der menschliche Geist, Körper und seine Sinne sind allerdings in Bezug auf Informationsverarbeitung und Belohnungsexposition nur begrenzt belastungsfähig. Dies sind Fakten, vor denen wir nicht die Augen verschließen sollten. Ein Überkonsum kann uns dabei auf drei Ebenen treffen und den Körper, die Psyche und die Sinne in eine überfordernde Ausnahmesituation bringen:

- **Körper:**
  Eine Überforderung des Körpers durch ungesunde Ernährung im Übermaß sehen wir in Form von Übergewicht und den damit im Zusammenhang stehenden Stoffwechselstörungen. Gleichzeitig leidet der Körper unter der Zufuhr von Stoffwechselgiften, wie dem sozialisierten Konsum von Alkohol, der bereits beim ersten Milliliter als Zellgift wirkt und zudem eine Schwächung der Willensstärke und Impulskontrolle bedingt.
- **Psyche:**
  In der Psyche erkennen wir ein Zuviel an Belohnungsreizen anhand eines enthemmt und autonom agierenden Belohnungssystems in Form von zwanghaften und abhängigen, dysfunktionalen Verhaltensweisen. Gleichzeitig macht sich eine Schwächung des Präfrontalen Kortex, ausgelöst durch die ständige Fragmentierung der Aufmerksamkeit und ein gleichzeitiges Überangebot stark vorverarbeiteter Informationen, in Form von ADHS bemerkbar, einer Erkrankung, die nicht nur im Kindesalter, sondern auch bei Erwachsenen immer häufiger vorkommt. Sowohl zwanghafte und abhängige Verhaltensweisen als auch ADHS gehen mit einer Dys-

balance im Dopaminhaushalt des Zentralen Nervensystems einher.

- **Sinne:**
  Unsere ständig mit stärker werdenden Reizen konfrontierten Sinne, das Sehen, Hören, Fühlen, Riechen und Schmecken stellen sich mit der Zeit auf die stärker werdenden Reize ein, die das neue Normativ werden. Normale Stimuli wirken unattraktiver. Zudem wird die Intuition als sechster Sinn, die eine Art Schutzfunktion hat, systematisch geschwächt. Das Ergebnis ist eine sinnliche Abstumpfung.

Die Neuerungen der heutigen Zeit bringen selbstverständlich auch Chancen und Vorteile für uns alle mit sich. Um zu den Gewinnern und nicht den Verlierern dieser Veränderungen zu gehören, müssen wir einige Grundregeln beachten. Leider kennen sich damit selbst Therapeuten bis heute viel zu wenig aus. Ich sehe täglich verzweifelte Patienten, die monatelang ohne Erfolg nach einem kompetenten Ansprechpartner für ADHS, zwanghafte und abhängige Verhaltensweisen gesucht haben. Dies sogar in einer Großstadt wie München, in der es an Ärzten und Therapeuten in der Regel nicht mangelt. Ich halte es deshalb für extrem wichtig, dass diese Thematik und ihre Wechselwirkungen untereinander in einer breiten Öffentlichkeit und auch in qualifizierten Fachkreisen eingehend diskutiert werden, um eine breite Masse für die Problematiken zu sensibilisieren und um ein besseres Verständnis für ADHS auf der einen Seite und zwanghafte und abhängige Verhaltensweisen auf der anderen Seite zu schaffen. Im Bereich Prävention bedarf es faktenbasierter Aufklärung und Informationen, ganz ohne zu dramatisieren, aber auch ohne die schwerlich wegzudiskutierenden rasanten Veränderungen zu verharmlosen, mit denen wir alle heute konfrontiert werden. Menschen sollten dazu befähigt werden, für sich die richtigen Entscheidungen zu treffen, um nicht nur kurzfristig genussvoll zu konsumieren, sondern langfristig auch gesund, steuerungsfähig und ansprechbar auf natürliche Belohnungsstimuli zu bleiben. Zudem braucht es mehr qualifizierte Therapeuten, die sich hochkompetent und engagiert der Diagnostik und Therapie dieser zwei chronischen, aber behandelbaren neuartigen Erkrankungen annehmen.

Viele Menschen hängen bereits am Haken von Belohnung. Freiheit, Autonomie und Genuss werden dann ersetzt durch Unmündigkeit, Abhängigkeit und Verrohung. Sowohl ADHS als auch zwanghafte und abhängige Verhaltensweisen sind dabei lediglich die Spitze eines Eisberges der über Jahre entstandenen Probleme, die oftmals erst zu spät erkannt werden. Deshalb ist ein tiefes Verständnis der Reaktionen von Körper, Psyche und unserer Sinne auf die schnellen Veränderungen unserer Zeit so wichtig, um die neuartigen Köder und deren versteckte Haken zu analysieren und um sich ihnen mit Vorsicht zu nähern oder ihnen im Zweifelsfall lieber ganz fernzubleiben.

Halten Sie in eigener Sache einmal inne und screenen Sie Ihr Verhalten auf Schwachstellen, um problematische Muster und Entwicklungen frühzeitig zu erkennen, noch weit bevor sich der Blick verklärt (Brain Fog), die Anästhesie beginnt (Prinzip Zecke) und das Trojanische Pferd in das Innerste von Körper und Geist vordringt, um in geheimer Mission eine unheilvolle Neuprogrammierung (Hebbsche Regel) zu starten.

Die Stärkung des Präfrontalen Kortex

Ein enthemmtes Belohnungssystem, das den Präfrontalen Kortex überfrachtet, lässt ihn in eine unschöne Dysbalance geraten. Um dies auszugleichen, bedarf es Maßnahmen zur Stärkung der höheren Exekutivfunktionen des Gehirns. Hierzu dient Wissen, damit blinde Flecken in eigener Sache frühzeitig aufgedeckt und

Zusammenhänge verstanden werden. Ein erholsamer Schlaf versetzt den Körper und die Psyche in einen Hochstatus und lässt Belohnungsaufschub und Steuerung am Folgetag besser gelingen. Achtsamkeit, Meditation, Intuition und ein Anti-Autopilot-Tagebuch erhöhen die Selbstwirksamkeit und Steuerungsfähigkeit. Zudem lohnt es sich, in ein autarkes analoges Sein zu investieren, damit dies ein Gegenpol zu dem kreierten digitalen Schein darstellt.

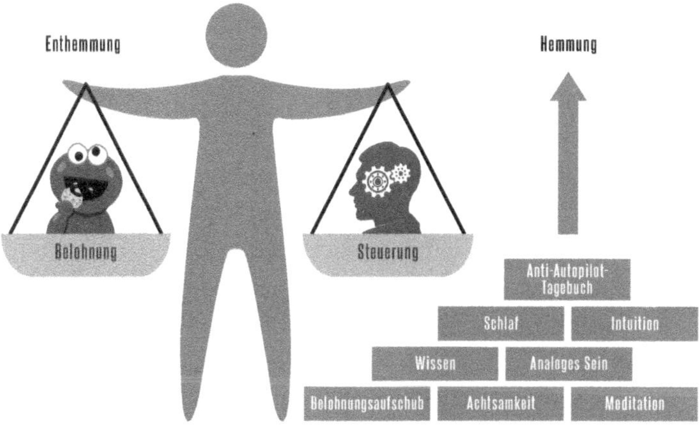

Um ein enthemmtes Belohnungssystem im Griff zu behalten, bedarf es der Stärkung des Präfrontalen Kortex, damit Steuerung gelingt.

1. **Wissen ist Macht**
   Die Wahrnehmung und Interpretation der Welt hängen stark von unserem Wissen ab. Wenn ich mich über Wirkung, Risiken und Nebenwirkungen informiere, bin ich in der Lage, sehenden Auges fundierte Entscheidungen zu treffen. Wissen befähigt uns darin, blinde Flecke zu verkleinern und bewusst hinzuschauen, besonders dort, wo Tricks und Manipulation am Werk sind. Das Wissen um supernormative Stimuli und deren Wirkung auf Körper, Psyche und

die Sinne hilft uns, Belohnungsköder genauer auf versteckte Haken hin zu untersuchen. Mit fundiertem Wissen ausgestattet, ist es möglich, Ursachen und Wirkungen zu verstehen und persönliche Lösungen ins Visier zu nehmen, die systemisch in unserem ureigenen Handlungsspielraum verankert sind.

Schwachstellenanalyse mit der S-A-F-E-Regel

Im Bereich abhängiger und zwanghafter Störungen, seien sie nun stoffgebunden oder stoffungebunden, hat sich die S-A-F-E-Regel bewährt. Sie kann helfen, das eigene Verhalten kritisch auf Dysfunktionalitäten abzuklopfen, die als Signale dienen, um festzustellen, ob das eigene Verhalten bereits problematisch zu werden droht.

Die Buchstaben des Wortes SAFE stehen dabei für:

»S« für Secret: Ich halte mein Verhalten geheim und spalte es von meinem offiziellen Leben ab. Beispiel: Der Alkoholiker trinkt allein, verschleiert den Konsum und streitet ihn, drauf angesprochen, ab. Jemand mit pathologischem Pornokonsum konsumiert ebenfalls allein und verschleiert sein Verhalten in der Partnerschaft. Hier greift dann auch über die Zeit hinweg der Abwehrmechanismus der Abspaltung (Stichwort Dr. Jekyll und Mr. Hyde).

»A« für Abusive: Ich schädige durch mein Verhalten mich selbst oder andere Menschen. Beispiel: Der Alkoholiker trinkt trotz Leberschadens weiter und belügt die Menschen in seiner Umgebung. Eine Person mit enthemmtem Sexualverhalten schädigt sich selbst zum Beispiel durch eine mit Abstumpfung einhergehende sexuelle Funktionsstörung, durch riskante Sexualpraktiken und der damit verbundenen Gefahr der Übertragung sexueller Erkrankungen. Sie schädigt andere durch die Sichtung oder Herstellung von Missbrauchsmaterial, ohne sich dabei Sorgen um die Geschädigten zu machen.

»F« für Feeling: Ich verfalle am Abend in einen ritualisierten Kaufrausch, der mir hilft, die Probleme in der Partnerschaft, den Stress mit den Eltern oder den Ärger mit dem Chef kurzfristig zu überlagern oder gar zu vergessen.
»E« für Empty: Im Vordergrund steht die gefühlsmäßige Beziehung zum Belohnungsreiz, die eine nicht vorhandene emotionale Beziehung, Leere und Einsamkeit kaschiert oder zu substituieren versucht. Der Belohnungsreiz agiert hierbei in einer Art Stellvertreterbeziehung, die nur kurzfristig befriedigt, aber nicht langfristig zufrieden und »satt« macht.

2. **Schlafend in den Hochstatus**
Schlaf ist nicht nur für Kinder im Wachstum und in der Hirnreifung extrem wichtig, sondern auch für Erwachsene, die geneigt sind, am Abend zugunsten des Belohnungskonsums wichtige Schlafphasen zu opfern. Im Schlaf erholen und reinigen sich Körper und Geist. Ein guter und ausreichend langer Schlaf ist ein Turbo-Booster, um die Willenskraft zu stärken und voller Energie und mit einem wachen und damit wachsamen Auge für Belohnungsköder und deren Haken in den Tag zu starten. Zu einer guten Schlafhygiene gehören Einschlaf- und Aufwachrituale, die einmal näher angeschaut werden sollten. Liegt das Smartphone in Griffnähe zum Bett? Ist der Schlaf-wach-Rhythmus stabil mit ähnlichen Einschlaf- und Aufstehzeiten, und ist die Schlafzeit ausreichend lang? Ist das Schlafzimmer ausreichend gut belüftet? Gibt es Störfaktoren durch Licht und Lärm, die eliminiert werden können? Lassen sich Schlafrituale optimieren, z. B. durch einen Spaziergang, ein warmes Bad, ein Buch zum Einschlafen? Kann man den Abstand von Mahlzeiten und Zubettgehzeiten optimieren? Welche Rolle spielt Alkohol bei den Schlafphasen, und wie kann man die Alkoholzufuhr minimieren? Achten Sie darauf, eine Stunde vor der Abendroutine elektronische Bild-

schirme wie PC, Fernseher, Smartphone abzuschalten? Nutzen Sie als Einschlafhilfe und Stressbewältigung Meditation, autogenes Training oder Atemtechniken, um das Aktivitätslevel bewusst und achtsam zu senken. Während Eltern den Schlaf der Kinder sehr bewusst im Auge behalten, vernachlässigen sie oftmals ihre eigenen Schlafroutinen. Ein guter Schlaf ist jedoch ein extrem wichtiger Faktor für Resilienz, Willensstärke und den Hochstatus, mit dem man sich durch den folgenden Tag bewegt. Er stärkt den Präfrontalen Kortex in all seinen Funktionen, der dann achtsam steuernd und hemmend auf das Belohnungssystem wirken kann.

3. **Willensstärke trainieren**
   In dem berühmten Marshmallow-Experiment der Stanford-Universität in den späten 1960er-Jahren wurde Kindern im Alter von vier bis sechs Jahren ein Marshmallow angeboten. Sie hatten die Möglichkeit, das Marshmallow sofort zu essen oder fünfzehn Minuten zu warten, um sich dadurch ein zweites Marshmallow zu verdienen. Diejenigen Kinder, denen durch Willenskraft ein Belohnungsaufschub gelang, zeigten im späteren Verlauf ihres Lebens bessere soziale, berufliche und akademische Fähigkeiten als diejenigen, die der Versuchung nicht widerstehen konnten.
   Impulskontrolle und die daraus resultierende Selbstwirksamkeit ebenso wie Willensstärke sind genauso trainierbar wie die Muskulatur, und das »Fitnesscenter« wäre ein bewusster und planbarer einzuübender täglicher Belohnungsaufschub. Ähnlich dem Aufbau von Muskelmasse, ist beim Aufbau von Willenskraft ein Trainingsplan erforderlich, der sowohl Unter- als auch Überforderung vermeidet, um den optimalen Trainingserfolg zu erreichen. Überforderung stellt sich klassischerweise mit zu vielen guten Vorsätzen zu Neujahr ein, denen man am Tag darauf nicht

gewachsen ist. Vergleichbar wäre der untrainierte Muskel eines Menschen, der, sobald der Mensch an der Startlinie eines Marathons losrennt, auf Hochleistung geht, aber schon wenig später seine Arbeit völlig übersäuert einstellt. Aber auch zu kleine Herausforderungen, die kaum eine Hürde darstellen und Veränderung nicht spürbar und erlebbar machen, sind schlecht geeignet.

Insgesamt folgt man bei der Stärkung der Willenskraft am besten dem Motto: »Steter Tropfen höhlt den Stein.« Tägliches Üben ist besser als ein Crashprogramm. Nahrung ist ein gutes Übungsrevier, um das Marshmallow-Experiment in eigener Sache anzugehen, z. B. durch das bewusste Erweitern der Fastenintervalle zwischen den Mahlzeiten oder den gezielten Verzicht auf supernormative Stimuli in der Ernährung. Dazu bedarf es eines Bewusstseins und eines Vorabplans, um ritualisierte Gewohnheiten und reflektorische Muster zu analysieren und gezielt zu durchbrechen.

Kinder und Jugendliche, deren Eltern versuchen, ihnen alle Schwierigkeiten aus dem Weg zu räumen, wird der Aufbau ihrer Willenskraft erschwert. Belohnung sollte auch in der Erziehung in einem wohldosierten Wechsel mit Begrenzung und lösbaren Aufgaben stehen. Kinder brauchen Pflichten und Hürden, denen sie in ihrem Leben begegnen und die sie in ihrer Willenskraft trainieren und stärken.

4. **Anti-Köder-Tagebuch**

In unserem Alltag verlaufen viele Gedanken und Handlungen im Auto-Modus. Bei positiven Gewohnheiten helfen uns schnelle und reflektorische Verkopplungen im Gehirn, etwa beim Spielen eines Instruments, bei der Ausführung einer komplexen Sportart, bei der Morgenroutine oder dem Sprechen einer Fremdsprache. Im abhängigen oder zwanghaften Belohnungsverhalten gefangen, haben sich durch jahrelanges Training schlechte Gewohnheiten etabliert. Im Prinzip

waren es ungeeignete Versuche einer Problemlösung, die kurzfristig zu einer Symptomreduktion führten, langfristig jedoch zu einem zusätzlichen Problem werden.
Da Belohnungsköder auf eine unbewusste und damit reflektorische »Hin-zu-Bewegung« abzielen, ist es gut, Situationen genau zu analysieren, um die unsichtbaren und auf den ersten Blick unverständlichen Nebenwirkungen ans Licht zu bringen. Dazu ist eine Analyse der eigenen externen und internen Trigger wichtig. In welchen Gefühlszuständen bin ich anfällig für dysfunktionales und reflektorisches Konsumverhalten im Übermaß? Wenn ich mich einsam fühle? Wenn ich müde bin? Wenn ich mich freue oder traurig bin? Bei den externen Triggern wäre zu analysieren, welche Situationen mich dazu verleiten, in schlechte Gewohnheiten abzurutschen. Schreiben Sie diese Trigger in ein Tagebuch und ergänzen Sie es täglich um neue Erkenntnisse und um Ziele, die Sie an diesem Tag erreichen wollen in Bezug auf Belohnungsaufschub und einen bewussteren Umgang mit Triggern zur Unterbrechung von reflektorischen Reiz-Reaktions-Mustern. Dazu bedarf es keines »Copy/Paste« des Vortags, sondern diese Ziele sollten täglich als aktive Hirnleistung neu erstellt werden, damit sie in der Agenda des Tages wieder bewusst nach oben verschoben werden. Wichtig dabei ist, dass gerade die Situationen, die nicht gelingen, oder auch Fehler wertvoll sind, um nach sorgfältiger Analyse daraus zu lernen und daran zu wachsen. Eine weitere Rubrik im Tagebuch wäre die Analyse der Gefühle, die entstehen, wenn man dem Reiz der Belohnung nicht nachgeht. Sie geben wichtige Hinweise bezüglich der Ursachen, der »Weg-von-Bewegung« eines abhängigen oder zwanghaften Modus. Diesen Gefühlen auf der Spur, gelangt man zu den wahren und tiefen Gründen, die einer Lösung bedürfen, damit kompensatorischer dysfunktionaler

Belohnungskonsum nicht mehr erforderlich ist. Hierbei ist es auch wichtig, vorab zu überlegen, welche Handlungsoptionen zur Verfügung stehen, um reflektorischen Belohnungstriggern mit sinnvollen Alternativhandlungen zu begegnen. Wenn ich einen Triebimpuls verspüre, muss ich mir vorab mehrere Optionen zurechtlegen, die ich verfolgen kann, um aus alten reflektorischen Mustern auszubrechen. In der Regel ist es schon zu spät, wenn man sich erst dann Gedanken macht, wenn der Trigger kommt; so wie Menschen mit leerem Magen nur selten in der Lage sind, gute Kaufentscheidungen zu treffen.

Beantworten Sie in Ihrem Tagebuch täglich Fragen zu Ihren Zielen, Triggern, Emotionen und Handlungsalternativen:

- Welche Ziele verfolge ich heute und warum?
- Was sind meine kritischen internen und externen Triggerpunkte?
- Welche Gefühle kommen hoch, wenn ich Triggern nicht nachgebe?
- Wie kann ich die negativen Gefühle lösen, ohne in den Belohnungskonsum zu gehen?
- Welchen alternativen Handlungsoptionen kann ich nachgehen, wenn ein Trigger kommt?

5. **Heilsame Abstinenzzeiten rechtzeitig einführen**

Es ist logisch, dass Überkonsum mit vermindertem Konsum oder gar Abstinenz begegnet werden sollte. Viele meiner Klienten und Patienten stellen erst, wenn sie aufhören wollen, fest, dass sie das Steuer über ihr Verhalten schon längst nicht mehr in den Händen halten. Häufig brechen sie die Versuche schon nach wenigen Stunden oder Tagen ab, da es ihnen nicht gelingen will, ausreichend steuernden Einfluss auf ihr Denken, Fühlen und Handeln zu nehmen. Deshalb ist es wichtig, frühzeitig Abstinenzphasen und Pausen einzuführen, um steuerungs- und handlungsfähig zu bleiben.

Die Grundidee der Abstinenzzeiten ist angelehnt an das Herunterfahren eines PCs, das auch Reboot genannt wird. Nach dem Neustart laufen die Programme wieder runder, und kleine Unregelmäßigkeiten werden ausgeglichen. Größere Probleme, wie ein Virus, bekommt man dadurch allerdings nicht weg.

Abstinenzzeiten sind individuell variabel. Sicherlich sind die Länge und Intensität des kritischen Konsumverhaltens wichtige Parameter, welche für die Länge der Abstinenz herangezogen werden sollten. Je länger und je öfter, umso länger die Abstinenz. Jüngere Menschen, die eine höhere Neuroplastizität im Gehirn aufweisen, benötigen in der Regel kürzere Abstinenzzeiten als ältere Personen, deren Neuroplastizität stark nachgelassen hat und die sich eher auf den Autobahnen gewohnter Verhaltensweisen durch den Alltag bewegen. Abstinenzzeiten können von Wochen über Monate bis hin zu Jahren gehen, um eingespielte Reiz-Reaktions-Zyklen zu unterbrechen und zu überschreiben. Wenn sich Suchtstraßen im Gehirn morphologisch manifestiert haben, kann, wie beim trockenen Alkoholiker, eine lebenslange Abstinenz von Glücksspielen, Pornografie, Süßigkeiten etc. nötig sein.

Rechtzeitige Interventionen zahlen sich deshalb aus. Beim Essen wäre schon eine Abstinenz fällig, wenn die Kleidung zu kneifen beginnt, und nicht erst, wenn man den Kleiderschrank zum dritten Mal auf eine größere Kleidergröße umrüstet. Im Fall von zwanghaften und abhängigen Verhaltensweisen bezüglich Sexualität, Pornografie, Gaming und Gambling sind oftmals lange Abstinenz-Perioden erforderlich, die durchaus 100 Tage und länger anhalten sollten. Es ist das Ziel, mithilfe der Abstinenz von einem Stadium der Desensibilisierung in ein Stadium der Re-Sensibilisierung zurückzugelangen, wo Genuss wieder gelingt. Genuss braucht Pausen, die dem Körper, der Psyche und den Sinnen Reparaturvorgänge ermöglichen und ihnen helfen, wieder empfänglich für normale und natürliche Reize zu werden. Ohne starke phasische Dopaminschwankungen während der Abstinenz steigt die Baseline des Dopamins, was die allgemeine Grundmotivation, den Antrieb und die damit zusammenhängende Selbstwirksamkeit wohltuend erhöht. Dies unterstützt wiederum die Selbststeuerung und Autonomie. Jeder echte Gourmet weiß, dass die Abstinenz eine wichtige Vorbereitung für den Genuss ist.

Schulung der Sinne und der Sinnlichkeit

So wie wir vermeiden sollten, in einen Überforderungsstatus von Körper und Geist zu gelangen, so bedarf es auch eines vorsichtigen Umgangs mit den fünf peripheren Sinnen Sehen, Hören, Riechen, Schmecken und Tasten sowie dem sechsten Sinn, der Intuition. Genuss und Sinnlichkeit gehen Hand in Hand. In die bewusste Schulung von Sinnlichkeit zu investieren, um rezeptiv ansprechbar auf normale Sinnesreize zu bleiben, ist eine gute Idee in Zeiten, in denen die Sinne von allen Seiten auf neue und unrealistische Soll-Werte gepolt werden.

- **Sehen (visueller Sinn)**

  Sehen ist ein dominanter Sinn, der andere Sinne in den Hintergrund zu drängen vermag. Wenn wir die Augen schließen oder in der Dunkelheit sind, interagieren wir wesentlich sensibler mittels unserer anderen Sinne, wie dem Hören oder Fühlen. Wenn wir lange Zeit auf Kurzvideos mit schneller Schnittfolge schauen, gewöhnen wir uns an die ständig wechselnden schnellen Reize, die unseren Blick auf neue Inhalte zu lenken versuchen. Das Lesen eines Buches oder der Blick auf eine Tafelwand erscheinen dann langweilig, da wir uns an ein neues und höheres Reizniveau adaptieren. Das Sehen unterliegt einer ständigen Anpassung und Adaptation. Eine neue Brille mit veränderter Stärke oder Farbfilter wird nur initial bemerkt, später gewöhnen wir uns an den Effekt. Wenn wir die Augen beim Sex schließen oder in einem Dunkelrestaurant versuchen, uns zu orientieren, schärfen sich die übrigen Sinne, die dadurch achtsamer werden und uns neuartig mit dem Gegenüber am Tisch in Kontakt treten lassen. Nach starken visuellen Reizen erholt sich unser Blick in der Weite der Natur oder in der Klarheit reduzierter Architektur. Wir schließen die Augen bei der Meditation, im Schlaf oder in der Hypnose, um den Weg für innere Bilder und Träume zu bahnen. All dies sind Möglichkeiten, um das ungenutzte Potenzial des Unbewussten zu heben und achtsamer zu sein, womit wir unseren Sehsinn konfrontieren.

– **Hören (auditiver Sinn)**
  Das Ohr ist das Tor zur Seele und Musik ein Schlüssel zu einem reichhaltigen Repertoire an Gefühlen und Erinnerungen. Musik und Rhythmus können uns Schmerzen vergessen lassen. Aber Geräusche können sich auch negativ auswirken, denn das Hören passt sich an. Die unfreiwillige Dauerberieselung durch Stadtgeräusche nehmen wir mit der Zeit nicht mehr wahr, da wir eine Taubheit für Alltagsgeräusche entwickeln. Sie rücken in den Hintergrund. Anhaltender Lärm, zum Beispiel bei übermäßig lauter Beschallung in Konzerten oder bei zu lauter Musik über die Kopfhörer, lässt uns ertauben. Ich selbst kenne diesen Zustand noch aus den unbekümmerten Zeiten meiner Jugend, in denen ich mich in Diskotheken freiwillig laut beschallen ließ. Zu laut, denn meine Haarzellen im Ohr, die für die Umwandlung von Schall in sinnliche Töne im Gehirn verantwortlich sind,

streikten für ein paar Stunden danach, sodass ich zeitweise schwerhörig war. Damals erholte sich mein Gehör wieder, und in der Jugend lacht man darüber. Aber viele alte Menschen, die unter Taubheit leiden, wünschten sich, sie seien in der Jugend etwas besonnener mit ihrem Gehör umgegangen. Heute berieseln Kopfhörer so viele Menschen, die sie, in ihren eigenen auditiven Kosmos zurückgezogen, ihre Welt um sich herum nur eingeschränkt wahrnehmen lassen. Ob es sinnvoll ist, die auditive Hektik des Tages um ständig vorhandene Podcasts, Musik oder die Hintergrundberieselung von Radio, Fernsehen und Co. zu ergänzen, muss jeder für sich selbst entscheiden. Ich begegne heute vielen Menschen, die sich in einer Art auditivem Schutzraum abgekapselt durch ihre Umwelt bewegen. Im Urlaub suchen sie dann die beruhigende Stille der Natur. »Noise-Cancelling«-Kopfhörer können uns vor ungewollten Geräuschen der Umgebung schützen und erhöhen zugleich die Konzentrationsfähigkeit. Musiker, die ihr Gehör geschult haben, können wesentlich feinere Geräusche hören. Nicht wenige suchen die heilsame Ruhe eines Klosters oder gehen in Schweige-Seminare. Diese Orte dienen der inneren Einkehr und der Neuadjustierung, als würde man einen auditiven Reset-Button drücken.

Das bewusste Hinhören ist eine Fähigkeit, die man wieder erlernen kann. In analoges aktives Hinhören zu investieren, hilft nicht nur, die Umwelt besser zu verstehen, sondern ist eine gute Idee, um den Raum und die darin befindlichen Menschen um sich herum achtsamer wahrzunehmen. In Zeiten digital angepasster auditiver Inhalte wäre es sinnvoll, entgegen dem Mainstream auf gute alte analoge Kommunikation zu setzen. Sie bleibt nachhaltiger in Erinnerung, da man währenddessen direkt mit Natur und Menschen in Verbindung steht.

- **Geruch und Geschmack (olfaktorischer und gustatorischer Sinn)** Geruch und Geschmack wecken Erinnerungen und damit verbundene Emotionen. Die Nase entscheidet, ob wir jemanden gut riechen können oder ob uns jemand stinkt. Pheromone und aphrodisierende Düfte beeinflussen unsere Libido und helfen uns unbewusst bei der Partnerwahl. Bei der Auswahl eines neuen Parfüms sind wir jedoch schnell überfordert, denn ein Zuviel führt am Ende dazu, dass wir gar nichts mehr riechen. Eine Mutter mit dem Säugling im Arm wird instinktiv auf Parfüm verzichten, da es die Wiedererkennung und damit auch in gewisser Weise die Bindung irritiert.
  Geschmacksverstärker, Einfachzucker und Aromen verändern unser Geschmacksempfinden und lassen gesunde und natürliche Nahrung wässrig und fade schmecken.
  Die Speisekarte in Gourmet-Restaurants hingegen beinhaltet nur wenige ausgewählte Zutaten höchster Qualität, die unser Gehirn fantasievoll wie ein Puzzlestück in Vorfreude auf das neuartige Geschmackserlebnis zusammensetzt.
  Geruch und Geschmack sind stark miteinander verwoben, und Feinschmecker sind oftmals auch Feinriecher. Der Geruchs- und der Geschmackssinn lassen sich schulen, das weiß jeder Sommelier oder Gourmet. Im Internet findet man entsprechende Geschmacks- und Geruchssets dazu. Aber schon das Fasten lässt die Geschmacks- und Geruchsnerven sehr fein auf einfachste Reize anspringen. Haben Sie schon einmal bemerkt, wie gut ein Stück frisches Brot, langsam gekaut, schmecken kann? Oder die Nuancen eines Stückes Obst, an dem man riecht, um es danach im Mund langsam zu zerkauen, bevor man es ganz bewusst hinunterschluckt? Bewusstes Riechen in der Natur kann ein tolles Training sein, um mit der Nase die vielschichtigen Geruchs-

nuancen bewusst einzufangen: der frische, süßliche und leicht säuerliche Geruch von Moos, der salzige Geruch der Meeresbrise, der mineralische Geruch von aufgebrochenen Steinen, die kühle Frische gepflückter Pfefferminzblätter, der Duft des Waldes oder Gartens nach einem Regenschauer. Es heißt doch: immer der Nase nach.
Auch wenn wir nie so gut riechen können werden wie Hunde, so lässt sich unsere Stimmung durch das bewusste Wahrnehmen von Gerüchen beeinflussen. Während der Geruch von Vanille oder Zitrusfrüchten eine appetitdämpfende Wirkung haben kann, wirkt Lavendel beruhigend und Pfefferminze aktivierend. Es ist eine lebenslange Aufgabe, sich bewusstes Riechen und Schmecken zu erhalten und sich darin zu üben.

- **Tastsinn (Somatosensorik)**
  Über unsere gesamte Hautoberfläche treten wir über Berührungen, Tasten, das Empfinden von Schmerz, Temperatur und Vibration mit unserer Umgebung in Kontakt. Aber auch feine Sensoren nach innen liefern uns wichtige Informationen, ob Prozesse wie Verdauung, Atmung und Herz-Kreislaufsystem im Körper störungsfrei verlaufen. Neben der Kontaktaufnahme dient die Somatosensorik auch dem Schutz vor Gefahren. Liebevoller und stimmig empfundener Körperkontakt zu vertrauten Personen steigert die Lebensqualität, stärkt das Immunsystem und führt zu einer höheren inneren Zufriedenheit wie kaum etwas anderes in unserem Leben.
  Sinnlichen Genuss und Berührung gibt es heute aber auch ohne Einbindung in Partnerschaften. Sie können in Massagestudios, bei Kuschelgruppen und Tantra & Co. immer passgenauer konsumiert werden. Dabei werden auch die Reize etwa durch Sex-Toys immer stärker. Der unschöne Nebeneffekt sind die schon erwähnten Konditionierungs-

prozesse und eine nachlassende Rezeptivität für natürliche Reize. Auch hier gilt: Weniger ist oftmals mehr. Gerade bei Verliebten besteht eine sehr feine Sensorik für Berührungen, die durch wachsende Gefühle an Qualität gewinnt. Wenn sich die Hände zufällig für einen Moment länger als nötig berühren, dann kann dies zu einem großen Glücksgefühl führen, da es als Zeichen des gegenseitigen Interesses gewertet wird.

Bewusstes Fühlen kann gelernt werden. Kennen Sie Fühlstraßen, die für Kinder in der Natur angeboten werden und die auch Erwachsenen Spaß machen? Mit geschlossenen Augen erspüren, über welchen Untergrund man gerade barfuß schreitet, oder in Boxen hineingreifen und beschreiben, was genau man fühlt. In der Psychotherapie gibt es verschiedene Methoden, wie die Sensorik verbessert werden kann. Hierzu dient zum Beispiel eine Achtsamkeitsübung, der sogenannte Körperscan. Die Aufmerksamkeit wird dabei nach innen gelenkt. Man spürt in sich hinein, wie sich die Füße anfühlen, ob es Unterschiede zwischen rechtem und linkem Fuß gibt, welche Temperatur die Füße haben, ob es Verspannungen gibt. Langsam geht der Scan nach oben über Waden, Oberschenkel, Bauch, Rücken, Hals, Arme bis zum Kiefer und Kopf. Dabei wird immer wieder darauf geachtet, was die Atmung macht, ob es Spannungen gibt und man mit der Atmung diese Spannungen lösen kann. Auch mithilfe des klassischen autogenen Trainings lässt sich der Körper über bewusstes Steuern von Gedanken in einen entspannten Zustand bringen. Im fortgeschrittenen autogenen Training kommen Meditationstechniken hinzu. Reiz-Reaktions-Abläufe, die normalerweise unbewusst und autonom verlaufen, können so in das Bewusstsein geholt und sanft gelenkt werden.

- **Intuition**
  Die Intuition wird auch als der sechste Sinn bezeichnet. Kinder wissen, was sie mögen und was nicht, und können dies klar zum Ausdruck bringen. Sie spüren Sättigung und hören auf zu essen, wenn sie ein Gefühl von Fülle im Bauch wahrnehmen. Intuitiv mögen Kinder auch keinen Alkohol, das als Zellgift für sie fatale Folgen haben würde, aber auch für Erwachsene gefährlich ist. Über Alkopop-Getränke werden Jugendliche durch Zucker, der dem Alkohol beigemischt wird, an Alkohol gewöhnt, sodass irgendwann der Reflex des Körpers, sich vom Alkohol als Zellgift fernzuhalten, wegfällt.
  Über immer stärkere Belohnungsreize wird die Intuition abtrainiert, die uns als Schutz in eigener Sache dient. »Man soll aufhören, wenn es am schönsten ist«, ist eine alte Volksweisheit, die in Zeiten der Übersättigung und des Überkonsums leider viel zu oft nicht beherzigt wird. Wenn Hunger durch Appetit ersetzt und intuitive Selbsteinschätzung zum Spielball der Bewertung anderer wird, führt dies dazu, dass die Intuition degeneriert, wo sie eigentlich nötig wäre, um autonom zu entscheiden, dass ein Stopp fällig wäre.
  Obwohl Intuition sich in der Regel dem bewussten Denken entzieht, kann man versuchen, sich darin zu schulen. Achtsamkeitspraktiken und Meditation können helfen, im Hier und Jetzt zu sein und innere Signale und Gefühle bewusst wahrzunehmen. Hierzu dienen Vertrauensübungen, wie die intuitive Auswahl eines Urlaubsortes oder einer Veranstaltung, bei denen man sich ganz auf sich selbst verlässt. Oder das In-sich-Hineinhören, wann man müde ist, um diesen Zeitpunkt beim Scrollen am Smartphone nicht zu verpassen. Es gibt zahlreiche Apps, die sich des Themas Intuition annehmen, wobei ich kein Fan davon bin, Intuition an eine App auszulagern. Bücher über emotionale Intelligenz und

Empathie können ebenfalls hilfreich sein. Auch Übungen zur Stressreduktion können dazu dienen, die eigene Intuition besser wahrzunehmen.

Die Dosis macht das Gift

Ich empfehle, bei all den Entwicklungen im Bereich von Belohnungsreizen und Belohnungskonsum wachsam zu bleiben, ohne in ein Schwarz-Weiß-Denken zu verfallen. Sein Leben gänzlich der Askese zu widmen wäre genauso übertrieben und falsch, wie sich blindlings von einem Belohnungsrausch in den nächsten zu stürzen. Das von Paracelsus stammende Zitat »Die Dosis macht das Gift«, das in der Medizin vielfältig zum Einsatz kommt, trifft auch beim Thema Belohnungsreize zu. Die Dosis bezieht sich hierbei auf die Menge, die Häufigkeit und den Zeitpunkt des Konsums. Koffein in Maßen am Morgen genossen ist ein belebendes Stimulans, das übermäßig zum Einsatz gebracht zu Schlafstörungen, Nervosität, Herzrasen und Magenproblemen führen kann. Aber auch im Verhalten bedarf es eines wohldosierten Belohnungskonsums in Kenntnis und realistischer Einschätzung der damit verbundenen Risiken. Gegen die gelegentliche Runde eines Online-Spiels mit Freunden, einen wohldosierten und bewussten Einkauf online mit limitiertem Zeit- und Ausgabenbudget, den Konsum eines Pornos am besten mit einem vertrauten Partner zur Anregung, ein qualitativ hochwertiges Stück Schokolade nach dem Essen oder den reflektierten Umgang mit Interaktionen in den sozialen Medien ist überhaupt nichts einzuwenden.

Meine Intention in diesem Buch ist es, die hinter Belohnungsreizen versteckten Haken sichtbar zu machen und die Mechanismen zu erklären, mit denen Konsum übermäßig befördert wird, manchmal so sehr, dass er sich autonom selbst gegen ureigene Bedürfnisse und Prinzipien stellen kann. Ich hoffe, Sie haben durch die Lektüre ein wenig »Köderkunde« erhalten, die Sie in Zukunft dazu befähigen wird, Belohnungen langfristig und wohldosiert so zu erleben, dass Autonomie und Genuss dabei nicht auf der Strecke bleiben.

Hilfreiche Links

Huberman Lab Podcast: https://www.hubermanlab.com/ von Prof. Dr. Andrew Huberman, einem Stanford-Professor, der einem breiten Publikum neurowissenschaftliche Erkenntnisse vermittelt

Selbsthilfegruppe Anonyme Sexsüchtige: https://anonyme-sexsuechtige.de/

Selbsthilfegruppe Anonyme Sex- und Liebessüchtige: slaa.de

Präventionsnetzwerk für Pädophilie/Hebephilie im Dunkelfeld: https://www.kein-taeter-werden.de

Wissenschaftliche Erkenntnisse zur Wirkung von Pornografie auf das Gehirn: https://www.yourbrainonporn.com/

Infoportal ADHS bei Erwachsenen: adhs-ratgeber.com

Selbsthilfegruppe Spielsucht: https://www.spielsucht-therapie.de/

Literaturverzeichnis

Appinio, M. (2018). Diät-Studie: 71 % der Frauen möchten aktuell abnehmen. Von https://www.appinio.com/de/blog/insights/diaet-trend-ernaehrung-fitness

Bevel MS, T. M. (01.07.2023). Association of Food Deserts and Food Swamps With Obesity-Related Cancer Mortality in the US. *JAMA Oncol*, 909–916. doi:10.1001/jamaoncol.2023.0634

BKA. (2022). Polizeiliche Kriminalstatistik. Von https://www.bka.de/DE/AktuelleInformationen/StatistikenLagebilder/PolizeilicheKriminalstatistik/PKS2022/pks2022_node.html

BPB. (2020). Todesursachen. Abgerufen am 25.08.23 von https://www.bpb.de/kurz-knapp/zahlen-und-fakten/soziale-situation-in-deutschland/61832/todesursachen/

Bundeskriminalamt. (2020). Vorstellung der Zahlen kindlicher Gewaltopfer.

Collaborators, G. 2. (2021). Global, regional, and national burden of stroke and its risk factors, 1990–2019: a systematic analysis for the Global Burden of Disease Study 2019. *Lancet Neurol*, 795-820. doi:10.1016/S1474-4422(21)00252-0

Datareport. (2023). Von https://datareportal.com/reports/digital-2023-global-overview-report

DDG. (2021). Deutscher Gesundheitsbericht Diabetes 2022. Abgerufen am 25.08.2023 von https://www.ddg.info/fileadmin/user_upload/Gesundheitsbericht_2022_final.pdf

Digimind. (2023). Von https://blog.digimind.com/de/facebook-wichtigste-zahlen-2023-in-deutschland-und-weltweit

DSWV. (09.11.2023). Von https://www.dswv.de/richtigstellung-markt kennzahlen/

GBD. (11.05.2019). Health effects of dietary risks in 195 countries, 1990–2017: a systematic analysis for the Global Burden of Disease Study 2017. *The Lancet*, 1958-1972. doi:https://doi.org/10.1016/S0140-6736(19)30041-8

Hoch T, P. M. (2014). Snack food intake in ad libitum fed rats is triggered by the combination of fat and carbohydrates. *Front. Psychol.* doi:https://doi.org/10.3389/fpsyg.2014.00250

IDF. (2021). *Diabetesatlas 2021 (10. Edition)*. International Diabetes Federation. Von www.diabetesatlas.org

Kasino-Gesetze.de. (11.09.2023). Von https://casino-gesetze.de/news/steuereinnahmen-aus-dem-gluecksspiel-2022-in-deutschland

Kolb B, G. G. (2003). Amphetamine or cocaine limits the ability of later experience to promote structural plasticity in the neocortex and nucleus accumbens. *Proc Natl Acad Sci U S A*. doi:10.1073/pnas.1834271100

Loomba S., S. J. (23.06.2022). Connectomic comparison of mouse and human cortex. *Science*. doi:https://www.science.org/doi/10.1126/science.abo0924

Melzer, H. (2018). *Scharfstellung: Die neue sexuelle Revolution*.

Melzer, H. (2019). Auswirkungen der Digitalisierung auf Sexualität und Beziehung. *Nervenheilkunde*, 38(10), 759–764. DOI: 10.1055/a-0928-3056

Neu A., K. J. (2022). *Deutscher Gesundheitsbericht Diabetes*. Verlag Kirchheim + Co GmbH.

Olds, J. &. (1954). Positive reinforcement produced by electrical stimulation of septal area and other regions of rat brain. *Journal of Comparative and Physiological Psychology*, 47(6), 419–427. doi:https://doi.org/10.1037/h0058775

Payback. (2022). Von https://www.payback.group/de/payback-group/ueber-payback/daten-und-fakten

Pirau L., L. F. (2023). *Frontal Lobe Syndrome*. Von https://www.statpearls.com/point-of-care/21973

Polizeiliche Kriminalstatistik (PKS). (2020).

Polizeiliche Kriminalstatistik (PKS). (2022). Von https://www.bundesregierung.de/breg-de/aktuelles/zahlenzukindesmissbrauch-2192390

Pornhub. (2022). *Insights*. Von https://www.pornhub.com/insights/2022-year-in-review

RKI. (2017). Prävalenz, Inzidenz und Mortalität von Diabetes mellitus bei Erwachsenen in Deutschland – Bestandsaufnahme zur Diabetes-Surveillance. *Journal of Health Monitoring*. doi:DOI 10.17886/RKI-GBE-2017-050

Schienkiewitz A, K. R. (2022). Übergewicht und Adipositas bei Erwachsenen in Deutschland – Ergebnisse der Studie GEDA 2019/2020-EHIS. (Robert-Koch-Institut, Hrsg.) *Journal of Health Monitoring*, 23–31. doi:DOI 10.25646/10292

Schienkiewitz A., M. G. (2017). Übergewicht und Adipositas bei Erwachsenen in Deutschland. (R. K. Institut, Hrsg.) *Journal of Health Monitoring*, 21–28. doi:DOI 10.17886/RKI-GBE-2017-025

Similarweb. (2023). Top Website-Ranking: Die meistbesuchten Webseiten in

Deutschland. Abgerufen am 30.08.2023 von https://www.similarweb.com/de/top-websites/germany/

Statista. (2019). Von https://de.statista.com/infografik/16978/verwendungszweck-staatlicher-lotto-einnahmen/

Statista. (2021). Von https://de.statista.com/statistik/daten/studie/1088022/umfrage/umsatz-der-payback-gmbh/

Statista. (2021). Von https://de.statista.com/statistik/daten/studie/375281/umfrage/adhs-anzahl-der-verordnungen-ausgewaehlter-psychostimulanzien/

Statista. (2023). Von https://de.statista.com/statistik/daten/studie/1092386/umfrage/taeglich-aktive-nutzer-der-facebook-produktfamilieweltweit/

Statista. (2023). Von https://de.statista.com/statistik/daten/studie/217061/umfrage/umsatz-gewinn-von-facebook-weltweit/

Statista. (2023). Von https://de.statista.com/prognosen/999775/deutschland-beliebteste-online-shops

Statista. (2023). Erwachsene mit Übergewicht oder Fettleibigkeit in ausgewählten OECD-Ländern 2019. Abgerufen am 25.8.23 von https://de.statista.com/statistik/daten/studie/153908/umfrage/fettleibigkeit-unter-erwachsenen-in-oecd-laendern/

Statistisches Bundesamt. (16.12.2022). Todesursachenstatistik 2021: 7 % aller Todesfälle gehen direkt auf COVID-19 zurück. Abgerufen am 04.04.2023 von https://www.destatis.de/DE/Presse/Pressemitteilungen/2022/12/PD22_544_23211.html

Tamagotchi. Abgerufen am 13.09.2023 von https://www.raytec.de/tamagotchi/

Volkow ND, W. J., & al., L. J. (2015). Caffeine increases striatal dopamine D2/D3 receptor availability in the human brain. *Transl Psychiatry*. doi:doi: 10.1038/tp.2015.46

WHO. (2022). WHO European Regional Obesity Report 2022. Abgerufen am 25.08.2023 von https://www.who.int/europe/publications/i/item/9789289057738

Winding M, P. B. (2023). The connectome of an insect brain. *Science*. doi:doi: 10.1126/science.add9330

Register